Rheumatologie XXS pocket

Leitsymptome	1
Di...	2
Rhe...	3
Spon...	4
Reaktive und infektiöse Arthritiden	5
Kollagenosen	6
Vaskulitiden	7
Deg.-rheumat. Erkrankungen (Arthrosen)	8
Metabolische Arthropathien	9
Osteoporose	10
Medikamente	11
Index	12

Autoren:

Prof. Dr. med. Ulf Müller-Ladner
Lehrstuhl f. Innere Medizin mit
Schwerpunkt Rheumatologie
Justus-Liebig-Universität Gießen
Abt. f. Rheumatologie u. klin .Immunologie
Kerckhoff-Klinik GmbH
Benekestraße 2-8
61231 Bad Nauheim, Germany

Dr. med. Florian Meier
Institute of Infection, Immunity and
Inflammation
College of Medical, Veterinary and Life
Sciences
University of Glasgow
120 University Place
Glasgow, G12 8TA

Dr. med. Andreas Ruß
Kirchplatz 1
83734 Hausham

Lektorat:
Nathalie Blanck;
Schlussredaktion: Cornelia Rüping
Herstellung:
Alexander Storck
Titelbild:
fotolia.com
Wichtiger Hinweis
Der Stand der medizinischen Wissenschaft ist durch Forschung und klinische Erfahrung
ständig im Wandel. Autor und Verlag haben größte Mühe darauf verwandt, dass die Angaben
in diesem Werk korrekt sind und dem derzeitigen Wissensstand entsprechen. Für die Angaben
kann von Autor und Verlag jedoch keine Gewähr übernommen werden. Jeder Benutzer ist
dazu aufgefordert, Angaben dieses Werkes gegebenenfalls zu überprüfen und in eigener
Verantwortung am Patienten zu handeln. Geschützte Warennamen (Warenzeichen) werden
nicht besonders kenntlich gemacht. Aus dem Fehlen eines solchen Hinweises kann also nicht
geschlossen werden, dass es sich um einen freien Handelsnamen handelt. Alle Rechte
vorbehalten. Das Werk ist einschließlich aller seiner Teile urheberrechtlich geschützt. Ohne
ausdrückliche, schriftliche Genehmigung des Verlags ist es nicht gestattet, das Buch oder
Teile dieses Buches in irgendeiner Form durch Fotokopie, Mikroverfilmung, Übertragung auf
elektronische Datenträger, Übersetzung oder sonstige Weise zu vervielfältigen, zu verbreiten
oder anderweitig zu verwerten. Die Deutsche Bibliothek verzeichnet diese Publikation in der
Deutschen Nationalbibliografie; detaillierte bibliografische Daten sind im Internet über
<http://dnb.ddb.de> abrufbar.

© 2014 Börm Bruckmeier Verlag GmbH
Nördliche Münchner Str. 28, 82031 Grünwald, www.media4u.com
2. Auflage, April 2014
ISBN 978-3-89862-560-9
Druck: AZ Druck und Datentechnik GmbH, Kempten

Vorwort zur 2. Auflage

Liebe Leserinnen, liebe Leser,

statt eines traditionellen Vorworts wollen wir Ihnen einen kurzen Überblick geben, was sich in den letzten 12 Monaten seit dem Druck der ersten Auflage verändert hat:
- Es gab **keine Neuzulassungen** in der Rheumatologie in 2013
- **Neue Indikationen** bereits zugelassener Medikamente sind folgende:
  - Adalimumab für die Indikation axiale Spondyloarthritis ohne Röntgennachweis einer AS (sog. nicht-radiologische axiale Spondyloarthritis)
  - Canakinumab bei der schweren, therapierefraktären Gichtarthritis
  - Certolizumab pegol für die Indikation axiale Spondyloarthritis ohne Röntgennachweis einer AS (sog. nicht-radiologische axiale Spondyloarthritis)
  - Rituximab für die Indikationen Granulomatose mit Polyangiitis und mikroskopische Polyangiitis
  - Ustekinumab für die Indikation Psoriasisarthritis
- Es gab **neue EULAR-Empfehlungen und Klassifikationskriterien**:
  - 2013 überarbeitete EULAR-Empfehlungen zur Behandlung der rheumatoiden Arthritis mit synthetischen Medikamenten und ‚Biologicals'
  - Neue EULAR-Empfehlungen zur Behandlung rheumatischer Erkrankungen mit mittelhohen bis hohen Dosen an Glukokortikosteroiden
  - Neue EULAR-Empfehlungen zur konventionellen Behandlung der Gon- und Coxarthrose
  - Neue EULAR/ACR-Klassifikationskriterien der systemischen Sklerose

Außerdem rücken seltenere Indikationen vermehrt ins Zentrum der derzeitigen pharmakologischen Neuentwicklungen – dieser Sektor, in dem es die letzten Jahre keine Entwicklungen gegeben hat, ist stark in Bewegung. Zudem bewegen wir uns auch in der Psoriasisarthritis auf ein "treat-to-target" zu (TICOPA-Studie); ein Konzept, das sich in der Behandlung der rheumatoiden Arthritis bereits bewährt hat. Erste Daten wurden dieses Jahr auf dem Annual Meeting des American College of Rheumatology vorgestellt und sie legen eine frühe, aggressive Therapie bei neudiagnostizierter Psoriasisarthritis nahe. Außerdem zeigte uns die TEAR-Studie, dass es bei der rheumatoiden Arthritis wirklich ein sog. "window of opportunity" gibt, dass durchaus erst 6 Monate MTX als Monotherapie versucht werden kann, ohne dass sich das Outcome nach 2 Jahren stark von einer initialen Kombinationstherapie (O'Dell Schema oder Kombination aus MTX mit TNF-alpha-Blocker) unterscheidet.

Wir halten Sie auf dem Laufendem - Aktuelles finden Sie auch in der App-Umsetzung unseres Buches und zusätzliche viele interaktive Scores und Algorithmen.

Ulf Müller-Ladner, Florian Meier, Andreas Ruß

Inhalt

1 Leitsymptome 7

1.1 Schmerzhafte Gelenkschwellung 7
1.1.1 Diagnostik 7
1.1.2 DD bei Schwellungen der mittelgroßen u. großen Gelenke 10
1.1.3 DD bei Schwellungen der kleinen Gelenke 12
1.1.4 DD bei rheumat. Veränderungen und Schmerzen der Hand 14

1.2 Rückenschmerz 19
1.2.1 Diagnostik 19

1.3 Muskelschwäche/-schmerzen 21
1.3.1 Diagnostik 21
1.3.2 DD bei Muskelschwäche und -schmerzen 23

1.4 Hautveränderungen 24

1.5 Augensymptome 26

2 Diagnostik 27

2.1 Anamnese 27

2.2 Körperliche Untersuchung 28
2.2.1 Globaltests am Bewegungsapparat 28
2.2.2 Allgemeine körperliche Untersuchung des Bewegungsapparates 29
2.2.3 Orientierende körperliche Untersuchung anderer Organsysteme 37

2.3 Scores 37

2.4 Labor (Autoantikörper) 38

3 Rheumatoide Arthritis (RA) 40

3.1 Klinik 40
3.1.1 Artikuläre Manifestationen 40
3.1.2 Extraartikuläre Manifestationen 41
3.1.3 Differenzialdiagnosen 42

3.2 Diagnostik 42
3.2.1 Algorithmus zur frühen RA 42
3.2.2 Klassifikationskriterien 43
3.2.3 Beurteilung der Krankheitsaktivität: DAS_{28} 44
3.2.4 ACR-Klassifikation des funktionellen Status (1991) 44
3.2.5 Labor 45
3.2.6 Bildgebung 45

3.3 Therapie 47
3.3.1 Interdisziplinäre Therapie 47
3.3.2 Intraartikuläre/peritendinöse Injektionen 47
3.3.3 Medikamentöse Therapie 47
3.3.4 Chirurgische Therapie 57

3.4 Krankheitsverlauf 57
3.4.1 Dokumentation der Krankheitsaktivität 57
3.4.2 Anzeichen einer ungünstigen Prognose bei früher RA 58

3.5 Sonderformen der RA 59

4 Spondyloarthritiden 60

4.1 Allgemeines 60

4.2 Spondylitis ankylosans (SpA) 61

4.3	Psoriasisarthritis (PsA)	70	6.6	Mixed connective tissue disease (MCTD)	114
4.4	Enteropathische Arthritiden	75			
4.4.1	Arthritiden bei CED	75			
4.4.2	Weitere Arthritiden	76			

5 Reaktive und infektiöse Arthritiden 77

7 Vaskulitiden 116

5.1	Reaktive Arthritiden	77
5.2	Rheumatisches Fieber und Poststreptokokken-Arthritis	80
5.3	Bakterielle Arthritiden	81
5.4	Lyme-Arthritis	83
5.5	Virusbedingte Arthritiden	85

7.1	Allgemeines	116
7.2	Leitsymptome	118
7.3	Diagnostik	119
7.4	Therapie	121
7.5	Polymyalgia rheumatica (PMR)	121
7.6	Arteriitis temporalis	123
7.7	Granulomatose mit Polyangiitis	124
7.8	Weitere ANCA-assoziierte Vaskulitiden	126
7.9	Retroperitoneale Fibrose (M. Ormond)	126
7.10	M. Behçet	127
7.11	Erythema nodosum	128

6 Kollagenosen 87

6.1	Diagnostik	87
6.2	Systemischer Lupus erythematodes (SLE)	88
6.2.1	Klinik	89
6.2.2	Lupusnephritis	90
6.2.3	Differenzialdiagnosen	91
6.2.4	Diagnostik	91
6.2.5	Therapie	95
6.2.6	Krankheitsverlauf	98
6.2.7	Sonderformen des LE	99
6.3	Systemische Sklerose (SSc)	100
6.4	Dermatomyositis, Polymyositis	107
6.5	Sjögren-Syndrom	111

8 Deg.-rheumat. Erkrankungen (Arthrosen) 129

9 Metabolische Arthropathien 133

9.1	Gicht	133
9.1.1	Grundlagen	133
9.1.2	Klinik	133

Inhalt

9.1.3 Diagnostik	134
9.1.4 Differenzialdiagnose	135
9.1.5 Therapie des akuten Gichtanfalls	135

9.2 Weitere metabolische Arthropathien 136

9.3 Arthropathien bei endokrinolog. Erkrankungen 138

9.4 Arthropathien bei anderen Erkrankungen 139

10 Osteoporose 141

10.1 Grundlagen 141

10.2 Prophylaxe 142

10.3 Diagnostik 142
10.3.1 Basisdiagnostik 142
10.3.2 Zusatzdiagnostik 144

10.4 Therapie 144
10.4.1 Allgemeine Therapiemaßnahmen 144
10.4.2 Medikamentöse Therapie 144
10.4.3 Therapiedauer 145
10.4.4 Spezifische Medikation 146

10.5 Verlaufskontrollen 148

11 Medikamente 149

11.1 Nicht-steroidale Antirheumatika (NSAR) 149
11.1.1 Salicylsäurederivate (Salizylate) 149
11.1.2 Propionsäurederivate 149
11.1.3 Essigsäurederivate 151
11.1.4 Oxicame 152
11.1.5 Coxibe 153

11.2 Analgetika-Kombinationen 154

11.3 Rheuma-Basistherapeutika = DMARD (disease modifying antirheumatic drugs) 155

11.4 Glukokortikoide 157

11.5 Selektive Immunsuppressiva 160

11.6 Immunsuppressiva 164

11.7 Immunglobuline 165

11.8 Gichtmittel 165
11.8.1 Urikosurika 165
11.8.2 Xanthin-Oxidase-Inhibitoren 166
11.8.3 Kombinationen 166
11.8.4 Weitere Gichtmittel 166

11.9 Magenmittel 167
11.9.1 Protonenpumpenblocker 167
11.9.2 Antazida 168

11.10 Kardiologische Medikamente 169
11.10.1 Kalziumantagonisten (Dihydropyridine) 169
11.10.2 Mittel zur Therapie der pulmonalen Hypertonie 170

11.11 Gerinnungsmittel 172
11.11.1 Cumarinderivate 172
11.11.2 Thrombozytenaggregationshemmer 173
11.11.3 Durchblutungsfördernde Mittel 175

12 Anhang 176

12.1 Abkürzungsverzeichnis 176

12.2 Index 178

# Schmerzhafte Gelenkschwellung

1 Leitsymptome

1.1 Schmerzhafte Gelenkschwellung

Definition	Auftreibung eines Gelenks infolge einer Synovialitis; typischer Befund: • Teigige Konsistenz • Gibt dem palpierenden Finger nach • Gelenkinhalt lässt sich wegdrücken in gegenüberliegenden Teil der Gelenkhöhle

1.1.1 Diagnostik*

Welche Gelenke sind betroffen?	
Verteilungs-muster	• Kleine Gelenke (→S. 12) • Befall von Fingern od. Zehen im Strahl (z.B. PsA) • Befall der Fingergelenke (z.B. MCP/PIP bei RA, PIP/DIP bei Fingerpolyarthrose) • Große Gelenke (→S. 10)
Ausdehnung	• Monoartikulär (z.B. Gicht, septische Arthritis) • Oligoartikulär (2–4 Gelenke, z.B. Spondyloarthritiden, reaktive Arthritis) • Polyartikulär (≥ 5, z.B. RA)
Symmetrie	• Symmetrisch (z.B. RA) • Asymmetrisch (z.B. PsA)
Ausprägung	Zusätzlich Rubor, Color, Dolor, Tumor, Functio laesa?
Wichtig: immer alle Gelenke untersuchen!	
Zeitlicher Verlauf der Beschwerden? Schmerzcharakter?	
Beginn	• Akut • Subakut • Chronisch
Verlauf	• Chronisch progredient • Akut remittierend • Regredient • Von Gelenk zu Gelenk wandernd (z.B. Lyme-Arthritis)
Schmerz-charakter	• Nachtschmerz (z.B. SpA) • Morgenschmerz • Dauerschmerz • Ruheschmerz

1 Leitsymptome

Schmerz-charakter	• Anlaufschmerz (z.B. Arthrose) • Morgensteifigkeit > 30 min • Ausstrahlung der Schmerzen? • Besserung in Ruhe (z.B. Arthrose) od. bei Bewegung (z.B. SpA) • Verschlechterung durch Wärme (z.B. Arthritis) od. Kälte (z.B. Arthrose)
Schmerz-intensität	Erfassung z.B. durch visuelle Analogskala (VAS) oder NRS (Numeric Rating Scale)
Genaue Anamnese und Begleitumstände?	
Familien-anamnese	• Rheumatische Erkrankungen, Spondyloarthritiden • Psoriasis, CED
Eigen-anamnese	• Durchfall, Infekte (GIT, HWI), Zeckenbiss, Hauterscheinungen (z.B. Ringelröteln, Erythema migrans), Fernreisen vor Beginn der Gelenkschwellung (z.B. reaktive Arthritis) • Frühere Gelenk- od. Rückenschmerzen, Gicht bekannt? • Psoriasis, CED
Allgemein-symptome	• Nachtschweiß, Gewichtsverlust, Inappetenz, subfebrile Temperatur/Fieber
Extraarti-kul. Befunde	→S. 9
Körperliche Untersuchung	
Siehe Körperliche Untersuchung, → S. 28	
Weitere Diagnostik	
Labor	Obligat BSG bzw. CRP, fakultativ BB (Entzündungsanämie, Thrombozytose); bei Vorliegen entsprechender Verdachtsmomente auch: • Rheumafaktoren • HLA-B27 • ANA (Screening-Test), Immunfluoreszenz, Titer bestimmen, ggf. ANA-Differenzierung • Harnsäure • Erregerspezifische Diagnostik wie Borrelien-/Chlamydienserologie, Abstrich bzw. Urinuntersuchung, AST, Parvovirus
Bildgebung	• Konventionelles Röntgen betroffener Gelenke in 2 Ebenen und im Seitenvergleich • Arthrosonografie (mit Power-Doppler) • Ggf. MRT, CT, Szinti

Schmerzhafte Gelenkschwellung

Gelenk-punktion mit Punktat-analyse	• Bei unklarer Arthritis (Ausschluss infektiöse Genese, Differenzierung entzündlich/nicht entzündlich, Kristallnachweis)

* In Anlehnung an die Leitlinie Gelenkschwellung der DGRh

Mögliche extraartikuläre Begleitsymptome bei Gelenkschwellung*

Symptom	Zu beobachten bei
Allgemeinsymptome	
Fieber, Infektzeichen	Infektiöse Arthritiden, reaktive Arthritiden (inkl. rheumatisches Fieber), Kollagenosen, Vaskulitiden, Still-Syndrom
Dermatologische Symptome	
Siehe Hautveränderungen bei rheumatologischen Erkrankungen, → S. 24	
Ophthalmologische Symptome	
Siehe Augensymptome bei rheumatologischen Erkrankungen, → S. 26	
Internistische Symptome	
Durchfälle	Reaktive Arthritiden (z.B. durch Yersinien), enteropathische Arhritiden (CED, M. Whipple)
Nierenbeteiligung	Kollagenosen, Vaskulitiden, Gicht, Hyperparathyreoidismus, Medikamenten-NW, Amyloidose
Beteiligung von Lunge u./od. Pleura	Kollagenosen (v.a. SSc), Löfgren-Syndrom, Granulomatose mit Polyangiitis
Beteiligung von Herz u./od. Gefäßen	Kollagenosen, Vaskulitiden, Spondyloarthritiden, reaktive Arthritiden (Yersinia-Arthritis), rheumat. Fieber, RA (kardiovaskuläres Risiko [CVR] erhöht)
Hämatologische Beteiligung, z.B. Anämie	RA, Polymyalgia rheumatica, Kollagenosen, Vaskulitiden, GI-Blutung od. aplast. Syndrom als Medikamenten-NW
Urologische und gynäkologische Symptome	
Urethritis, Cervicitis	Reaktive Arthritiden, M. Behçet, Syphilis
Neurologische Symptome	
Neurologische Ausfälle	Vaskulitiden, Kollagenosen, Neuro-Borreliose (Fazialisparese!), neuropath. Arthropathie (z.B. bei Diabetes, Tabes)
Krämpfe, kognitive Einschränkungen	SLE (Gedächtnisstörungen!), Vaskulitiden
Psychische Alteration	SLE, Vaskulitiden, DD: Artefakt (Handrückenödem)

* Modifiziert nach Leitlinie Gelenkschwellung

1.1.2 DD bei Schwellungen der mittelgroßen u. großen Gelenke*

		Verdachtsdiagnose	Typische Befunde, Diagnostik
Monartikulär	A	Reaktive Arthritis	→ S. 12
		Chondrokalzinose (Pseudogicht)	• Akut: Rötung, Schwellung, Schmerz, begleitend Fieber; v.a. Kniegelenke, seltener Hand-, Ellbogen-, Fußgelenke • Chronisch: klinisch wie Arthrose • Bildgebung: Meniskusverkalkung (Knie, Hand), keine Tophi; Gelenkpunktion: CPPD-Kristalle (Polarisationsmikroskop)
		Akuter Gichtanfall	→ S. 12; v.a. untere Extremität betroffen
		Lyme-Arthritis	• Vorangegangener Zeckenstich od. Erythema migrans (nicht obligat!); v.a. Knie- u. Sprunggelenke, auch kleine Gelenke (Finger); intermittierrender Verlauf mit beschwerdefreien Intervallen • Labor: Serologie, Borreliennachweis (Serum, Gelenkpunktat) mikroskopisch od. mittels PCR
		Infektiöse (sept.) Arthritis	→ S. 12
		Aktivierte Arthrose	• Schmerzhafte Schwellung, Überwärmung, Erguss • Bildgebung: Gelenkpunktion: Zellzahl < 10.000/µl
	A bis S	SpA	• Große Gelenke (Knie, Hüfte, Schulter), evtl. vor Auftreten anderer Symptome (!); typisch: Rückenschmerz, der sich frühmorgens u. in Ruhe/Sitzen verschlechtert • Labor: RF negativ, HLA-B27 +; Bildgebung: Beckenaufnahme (Sakroiliitis?), LWS/BWS/HWS-Syndesmophyten?
	S	Arthrose	• v.a. Knie u. Hüfte betroffen; Frühsymptome: Anlauf-, Ermüdungs-, Belastungsschmerz • Bildgebung: asymmetrische Gelenkspaltverschmälerung, Osteophyten, Geröllzysten, subchondrale Sklerosierung
		Tumor, Metastase	• Schmerzhafte Schwellung, Funktionseinschränkung, evtl. Fieber, Gewichtsverlust, ggf. bekannter Primär-Tm • Labor: bei V.a. primären Knochentumor z.B. aP↑, LDH↑, NSE↑ (neuronspezifische Enolase); Bildgebung: Biopsie
		Synovitis villonodularis	• Zunehmende Schwellung, Überwärmung, Bewegungsbehinderung, meist Knie betroffen • Arthroskopie: hämorrhagischer Gelenkerguss, knotige, rotbraun pigmentierte Synovia

Schmerzhafte Gelenkschwellung 11

Abkürzungen: A: akut; S: schleichend			
Oligoartikulär	A	Reaktive Arthritis	→ S. 12
		Sarkoidose	• Symmetrischer Befall, v.a. Sprunggelenke, auch Kniegelenke, seltener andere Gelenke; Rötung, Schwellung, starke Druckdolenz; Erythema nodosum, Allgemeinsymptome, Fieber (Löfgren-Syndrom) • Labor: BSG, CRP↑; Bildgebung: Thoraxaufnahme (Hilus-LK-Vergrößerung?); ggf. Biopsie, ACE, IL-2-Rezeptor
		Kollagenose	→ S. 12
		Vaskulitis	→ S. 12
	A bis S	Enteropathische Arthritis	• Asymm. Befall, v.a. Knie- und Sprunggelenke beteiligt, Sakroiliitis, Spondylitis, migratorischer Verlauf; Symptome der CED: Durchfälle, Abdominalschmerz, Gewichtsverlust; evtl. Begleitsymptome (Uveitis, Erythema nodosum); DD M. Whipple • Labor: BSG, CRP↑; ÖGD/Koloskopie: histolog. CED-Nachweis; Bildgebung: evtl. asymmetrische Sakroiliitis
		PsA	→ S. 12
		SpA	→ S. 10
	S	Arthrose	→ S. 10
Polyartikulär	A	Rheumatisches Fieber	• 10–20 d nach Streptokokkeninfekt (Angina tonsillaris!); Allgemeinsymptome, hohes Fieber; Rötung, Schwellung, stärkste Schmerzen betroffener Gelenke, wandernde Beschwerden; Hautbeteiligung (Erythema anulare/marginatum, subkutane Knötchen; Cave: Karditis mit Entwicklung von Vitien • Labor: BSG, CRP↑, ASL-Titer↑; Rachenabstrich; Streptokokkennachweis
		Virusbedingte Arthritis, Kollagenose, Vaskulitis	→ S. 12
	A bis S	RA	→ S. 12
		PsA	→ S. 12
		Enteropath. Arthritis	→ S. 12
	S	Chron. Gicht	→ S. 12
		Hämochromatose	→ S. 12
Abkürzungen: A: akut; S: schleichend			

1.1.3 DD bei Schwellungen der kleinen Gelenke*

		Verdachtsdiagnose	Typische Befunde, Diagnostik
Monoartikulär	A	Infektiöse Arthritis	• Hochakuter Beginn, starke Schmerzen, Fieber u. Schüttelfrost • Gelenkpunktion: purulenter Erguss, Erregernachweis
		Akuter Gichtanfall	• Schmerz ↑↑↑ (z.B. Druck der Bettdecke wird nicht ertragen), typ.: Großzehengrundgelenk (Podagra), männl. Pat., häufig Fieber • Labor: Harnsäure↑, BSG↑; Gelenkpunktion: Leukozyten, Uratkristalle (Polarisationsmikroskop)
		Reaktive Arthritis	Siehe unten
	S	Tm, Metastase	→ S. 10
Oligoartikulär	A	Reaktive Arthritis	• Vorangegangener Darm-, Urogenital- od. respiratorischer Infekt; v.a. untere Extremität, Sakroiliitis, Augenbeteiligung • Labor: oft BSG, CRP↑, HLA B27; Erregernachweis (→S. 77)
	A bis S	PsA	• Asymm. Befall, häufig Transversal- od. Strahlbefall („Wurstfinger"), v.a. DIP od. PIP; Veränderungen (Haut, Nägel) • Labor: Entzündungsparameter↑, RF neg., HLA B27 in 30–50% pos.; Bildgebung: charakt. Endgliedbefall, Osteolysen (mutilisierend), Hyperostosis
		Kollagenose	Siehe unten
		Vaskulitis	Siehe unten

Schmerzhafte Gelenkschwellung 13

Polyartikulär	A	Virusbedingte Arthritis	• Allgemeinsymptome, Fieber, oft Exanthem; evtl. Diskrepanz zwischen starken und geringen Schmerzen, klin. Befund; häufig symmetrischer Befall (evtl. migratorisch) • Ätiologie: bei HBV, HCV, Eryth. infectiosum (Parvo B19), Röteln, HIV • Labor: Diff-BB Lymphozytose, evtl. BSG, CRP↑, evtl. RF +, pos. Serologie; ggf. Gelenkpunktion zur Synovialdiagnostik
	A bis S	RA	• Symmetrischer Gelenkbefall, v.a. MCP u. PIP, Handgelenke, Vorfüße od. MTP • Labor: RF +, Anti-CCP +; Bildgebung: erosiver Verlauf
		PsA	Siehe oben
		Vaskulitis	• Variabl. Gelenkbefall; oft Allgemeinsymptome, Fieber, Myalgien; Haut- (z.B. Petechien, Purpura, Eryteme, Knoten) u. Organbefall (z.B. Rhinitis, Sinusitis, Pneumonitis, Nephritis) • Labor: meist BSG, CRP↑, zum Teil ANCA +; Bildgebung: keine Destruktionen; Diagnosesicherung durch Biopsie
		Kollagenose	• Oft symmetrischer Befall an Hand-, Finger-, Kniegelenken, Sprung-, Ellbogen- und Schultergelenke; Haut- und Organbefall (z.B. Erytheme, Nephritis, Sicca-Syndrom), Serositiden • Labor: ANA +, ds-DNA-AK +, Kompl.↓; keine Erosionen (bei SLE)

Abkürzungen: A: akut; S: schleichend

Polyartikulär	S	Fingerpolyarthrosen	• oft DIP (Heberden-Arthrose), PIP (Bouchard-Arthrose) u. Daumensattelgelenk (Rhizarthrose) betroffen; im Verlauf Deformierungen möglich; überwiegend Frauen • Labor: RF, ANA negativ; Bildgebung: asymmetrische Gelenkspaltverschmälerung, Osteophyten, Geröllzysten
		Hämochromatose	• V.a. MCP II u. III, seltener Handgelenk od. andere Fingergelenke befallen; Organbeteiligung (Hepatomegalie, evtl. Zirrhose, Bronze-Diabetes) • Labor: Ferritin u. Transferrin-Sättigung↑; HFE-Gendiagnostik; Bildgebung: subchondrale Zysten, Osteophyten
		Chronische Gicht	• Befall v.a. der unteren Extremitäten, aber auch Fingergelenke (asymmetrisch); Gichttophi • Labor: Harnsäure↑; Gelenkpunktion: Leukozyten↑, Uratkristalle; Bildgebung: Usuren, Stanzlochdefekte, Knochentophi

Abkürzungen: A: akut; S: schleichend

* Modifiziert und ergänzt nach Leitlinie Gelenkschwellung der DGRh

1.1.4 DD bei rheumatischen Veränderungen und Schmerzen der Hand*

Erkrank.	Befalls-muster	Akutes bzw. Frühstadium	Chronisches bzw. Spätstadium	Begleitende Befunde
RA	Symmetrische Polyarthritis (unteres Bild)	Gaenslen-Zeichen positiv (schmerzhafter Händedruck durch Kompression der MCP)	• Ulnardeviation[1] der Finger/Z-Deformität des Daumens[3] • Knopflochdeformität [3,4] • Schwanenhalsdeformität[2]	• Rheumaknoten • kutane Vaskulitis

Befall PIP
Befall MCP
Befall Handgelenk

Schmerzhafte Gelenkschwellung 15

PsA	• Mono-, Oligo- u. Polyarthritis möglich • Kein regelhaftes Befallsmuster, asymmetrisch		• Achsenabweichungen (regellos) • Mutilierende Gelenkveränderungen	• Psoriasis der Haut • Nagelpsoriasis (Ölflecken, Tüpfelnägel, Onycholyse, Krümelnägel)
Fingerpolyarthrose		Aktivierte/auch erosive Arthrose möglich (Reizzustand mit Schwellung u. Überwärmung)	• Heberden-Arthrose: Bildung paariger Knötchen an den DIP • Bouchard-Arthrose: knöcherne Verdickung der PIP, keine Kapselschwellung • Rhizarthrose: Schmerzen, Krepitation u. knöcherne Verdickung im Daumensattelgelenk • Achsenabweichungen möglich	Keine

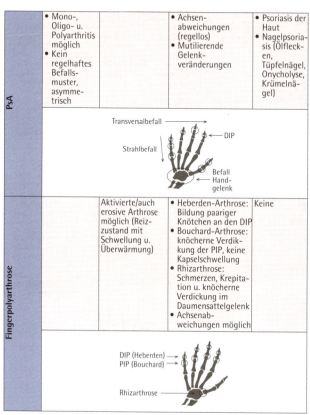

Arthritis urica (Gicht)	Unterschiedlich, je nach Stadium	• In 90 % d.F. rasch einsetzende, sehr schmerzhafte Monarthritis (häufig u. typisch: Großzehengrundgelenk→ Podagra • Rötung überschreitet die Gelenkgrenzen	• Befall sämtlicher Fingergelenke • In schweren Fällen ausgeprägte Deformierungen • Weichteil- und Knochentophi	• Im akuten Anfall evtl. Fieber • Labor: oft (aber nicht immer) Se-Harnsäure↑, erhöhte Entzündungszeichen
Infektiöse Arthritis	Kann jedes Gelenk befallen	Klinik ähnlich wie akuter Gichtanfall	Sehr selten chronischer Verlauf	Fieber, Schüttelfrost
Hämochromatose		Reizzustand mit Schwellung und Überwärmung	• Erosive Fingerpolyarthrose • Neben MCP II u. III evtl. auch andere Finger- sowie Handgelenke betroffen	Diabetes mellitus u. Hyperpigmentierung (Bronze-Diabetes), Leber-Haut-Zeichen
SLE	Symmetrische Polyarthritis	Meist weniger schmerzhaft als RA	Jaccoud-Arthropathie in 10 %: keine Gelenkdestruktion, Achsenabweichung	Vaskulitische Hautveränderungen, Raynaud-Syndrom, fleckiges Palmarerythem

Befall PIP
Befall MCP
Befall Handgelenk

Schmerzhafte Gelenkschwellung

SSc	Symmetrische Polyarthritis möglich	• Teigiges Ödem von Fingern und Handrücken ("puffy fingers/hands") • Schmerzen, Schwellung, Steifigkeit	• Sklerodaktylie, Schwund der Fingerbeere • Krepitation von Beuge- und Strecksehnen (tendon friction rubs)	Raynaud-Syndrom, punktförmige Blutungen in der Nagelfalz, Fingerkuppennekrosen („Rattenbissnekrosen")
Reaktive Arthritis	• Oligoarthritis, eher untere Extremität bevorzugt • Evtl. Strahlbefall od. migratorisch	• Rötung u. Schwellung der betroffenen Gelenke • evtl. Enthesitis	Sehr selten	In Kombination mit od. im Anschluss an Urogenital- od. Darminfekt, Konjunktivitis, Balanitis, Erythema nodosum
Enteropathische Arthritis	Asymmetrische Oligo- oder Monarthritis, eher untere Extremität bevorzugt		Nur selten erosive Veränderungen	Erythema nodosum, Episkleritis, Uveitis
Polyneuropathie	Handschuhförmig, nicht auf Gelenke beschränkt	• Parästhesie (Kribbeln, „Ameisenlaufen", pelziges Gefühl) • Brennende Schmerzen • MER u. Tiefensensibilität („Stimmgabeltest") abgeschwächt	• Im Verlauf Ausbreitung nach proximal • Nachlassende Muskelkraft, evtl. Lähmungen	

Karpaltunnelsy.	Ausbreitungsgebiet des N. medianus (Daumen bis Teile des Ringfingers)	• Kribbel-Parästhesie, Taubheitsgefühl • Nächtliche Brachialgie • Besserung durch Bewegung	Atrophie des Daumenballens	
Tenosynovitis	Streck- od. Beugesehnenapparat; häufig am Handgelenk, evtl. Fingergelenke	Schmerzhafte Schwellung u. Rötung im Verlauf der betroffenen Sehne (fehlt bei RA)	• Fibrinablagerungen mit Krepitation • Bei RA Proliferation von Pannusgewebe, dadurch Funktionsverlust, evtl. Sehnenruptur	
CRPS (chronic regional pain syndrom, M. Sudeck)	Gesamte Hand betroffen	• Teigige Schwellung der Hand mit Rötung od. livider Verfärbung • Starke Schmerzen	• Kontraktur mit Funktionsverlust • Inaktivitätsosteoporose	Meist Trauma (typisch: distale Radiusfraktur) od. Operation vorangegangen
Dupuytren'sche Kontraktur	V.a. Beugesehne Ringfinger u. kleiner Finger betroffen	Zunehmende Beugekontraktur der Finger IV u. V, evtl. Zeige- und Mittelfinger durch Schrumpfung der Palmaraponeurose		
Fingerknöchelpolster (knuckle pads)	Dorsalseite der PIP		Meist schmerzlose Verdickung durch Bindegewebseinlagerung	Häufig mit Dupuytrenscher Kontraktur

* Modifiziert nach DGRh, Die rheumatische Hand

1.2 Rückenschmerz

Definition	• Akuter Rückenschmerz: seit < 6 Wochen; subakut: seit 6–12 Wochen • Chronischer Rückenschmerz: seit > 12 Wochen

1.2.1 Diagnostik*

Anamnese	
Schmerzstärke und -charakter?	• Nächtliche Schmerzen od. Ruheschmerz bei Sakroiliitis • Schmerz beim Husten u. Niesen bei Diskusprolaps od. Spondylitis • Plötzlicher Beginn während Belastung od. Niesen bei Diskusprolaps • Schwerer Dauerschmerz bei bakterieller Diszitis
Nervenkompression?	• Schmerzausstrahlung ins Bein: radikulär, pseudoradikulär? • Sensible, motorische od. vegetative Ausfälle
Weitere Symptome/ Erkrankungen?	• Gelenkschmerzen mit symm. Befallsmuster (z.B. bei RA) od. Mono-/Oligoarthritis stammnaher Gelenke (z.B. Spondyloarthritiden) • Anhalt für Osteoporose (z.B. Abnahme der Körpergröße) • Z.n. Trauma od. OP • Anhalt für internistische, gynäkologische, urologische Erkrankung • Bei chron. Rückenschmerzen: psychische Verfassung, Anhalt für Depressivität (Erfassung z.B. mit allgem. Depressionsscore [ADS])
Warnhinweise („red flags") für spezifische vertebragene Ursachen, die sofortiger Abklärung und Therapie bedürfen?	• Fraktur: Trauma, Osteoporose (Bagatelltrauma), langfristige Glukokortikoideinnahme? • Infektion: Fieber, Schüttelfrost, schnelle Ermüdung, nächtl. Schmerz, vorangegangene bakt. Infektion, Immunsuppression • Tumor: höheres Alter, bek. Tumor, B-Symptomatik (Gewichtsverlust, Nachtschweiß), nächtl. Schmerz, zunehmender Schmerz in Rückenlage • Radikulo-/Neuropathie: starkes od. zunehmendes neurolog. Defizit der unteren Extremität, ins Bein ausstrahlende Schmerzen, motorische Schwäche/Lähmung, Sensibilitäts-/Gefühlsstörung (Taubheit, Kribbeln), Reithosenanästhesie, Blasen-/Mastdarmstörung, Cave: kompletter Funktionsverlust möglich
Körperliche Untersuchung	
Siehe „Körperliche Untersuchung" S. 27	
Weitere Diagnostik bei chronisch. Rückenschmerz od. Vorliegen von „red flags"	
Labor	• BSG bzw. CRP • HLA-B27 bei V.a. seronegative Spondylarthritis
Bildgebung	• Röntgen in 2 Ebenen von HWS, BWS, LWS oder Sakroiliakalgelenke • Ggf. MRT, CT, Szinti

*In Anlehnung an die Nationale Versorgungsleitlinie Kreuzschmerz (August 2011)

1 Leitsymptome

Differenzierung zwischen Rückenschmerz mechanischer und anderer Genese

Mechanischer Rückenschmerz	Andere Genese (z.B. entzündlich)
• Intermittierender bewegungs- und positionsabhängiger Schmerz • Anlaufschmerz • Keine Allgemein- od. Begleitsymptome	• Ruhe- und Nachtschmerz, Besserung durch Bewegung • Oft Allgemeinbefinden beeinträchtigt, evtl. Nachtschweiß, Gewichtsverlust • Begleitsymptome (Haut-, Augenveränderungen)

Klinische Diagnosekriterien des entzündlichen WS-Schmerzes*

Für die klinische Diagnose: Mindestens 4 von 5 Kriterien müssen erfüllt sein
1. Krankheitsbeginn vor dem 40. Lj.
2. Schleichender Beginn
3. Dauer von mindestens 3 Monaten
4. Morgensteifigkeit
5. Besserung der Schmerzen durch Bewegung

Weitere typische Anzeichen
• Verstärkung der Rückenschmerzen in den frühen Morgenstunden (typisch: Aufwachen in der 2. Nachthälfte) sowie nach längeren Ruhephasen • Evtl. in den dorsalen Oberschenkel ausstrahlende Schmerzen • Neurologische Symptome fehlen

* Nach Calin JAMA 1977; 237:2613/4

Ursachen von Rückenschmerzen, geordnet nach Häufigkeit*

Mechanisch bedingte Ursachen von Rückenschmerzen (97%)	Häufigkeit
Funktionelle, biomechanische Ursachen: intervertebrale Blockierung, muskuläre Dysbalance, Überlastung, ligamentäre Überlastung	≥ 70%
Degenerative Ursache: Diskushernie, Facettenarthrose, Osteochondrose, Spinalkanalstenose	15–20%
Frakturen: traumatisch bedingt od. bei bekannter Osteoporose	4–5%
Rückenschmerzen anderer Genese (3%)	
Viszerale Erkrankung: pulmonal, kardial, GI, urogenital, vaskulär	2%
Neoplasie (meist Metastasen)	0,7%
Rheumatische Erkrankung: SpA, RA (nur zervikal), Kristallarthropathien	0,3%
Infektionen: Spondylodiszitis, Epiduralempyem	0,01%

* Nach Villiger, Seitz „Rheumatologie in Kürze", 2. Auflage, 2006

1.3 Muskelschwäche/-schmerzen

Definition	Schwäche u/od. Schmerzen der Muskulatur • Primär: durch Myopathie • Sekundär: durch Störung peripherer Nerven
Myopathie	Muskelerkrankung unterschiedlicher Genese (z.B. entzündlich), Leitsymptom Muskelschwäche
Myalgie	Muskelschmerz, häufiges Symptom bei rheumatologischen Erkrankungen, Leitsymptom bei Polymyalgia rheumatica, Fibromyalgie, Myofaszialis-Syndrom (MFS) od. Tendomyosen
Myositis	Entzündliche Erkrankung der Skelettmuskulatur (z.B. Autoimmunerkrankungen)

1.3.1 Diagnostik

Anamnese	
Familienanamnese	Positiv bei erblicher Erkrankung
Eigenanamnese	Rheumatische Grunderkrankung (v.a. Kollagenose)? Begleitende vegetative u. psychosomatische Symptome oder Schlafstörungen (als Hinweis auf Fibromyalgie)?
Hauptbeschwerden	Muskelschwäche (z.B. bei Polymyositis) oder Muskelschmerz (z.B. bei Polymyalgia rheumatica)?
Schmerzcharakter u. -lokalisation	Generalisierter spontaner Schmerz im Bereich stammnaher Sehnen (bei Fibromyalgie), Schmerz bei Muskelkontraktion, Muskelsteifigkeit, eingeschränkte Gelenkbeweglichkeit (bei Tendomyosen)
Weitere Symptome	Taubheitsgefühl u/od. Parästhesien (z.B. bei Kompressionssyndromen, peripherer Polyneuropathie), Hautveränderungen (z.B. livides Erythem von Wangen und Lidern bei Dermatomyositis)
Körperliche Untersuchung	
Inspektion	Hauterscheinungen? Gelenke?
Palpation	Schwellung, Verhärtung, Schmerz? Schmerz an typischen Triggerpoints bei Tendomyosen (bei MFS)? Mindestens 11 von 18 Tenderpoints betroffen (Hinweis auf Fibromyalgie)?
Funktion	Muskelkraft nach Brunner (siehe Tab. S. 21)
Neurologische Untersuchung	Sensibilität (Dermatome), MER

Labor	• BSG bzw. CRP
	• ANA, RF, ggf. weitere Antikörper (Skelettmuskel-AK)
	• CK, Aldolase (Cave: Makro-CK)
Weitere Diagnostik	• Bei Muskelschwäche: EMG und NLG, um zwischen muskulärer und neurogener Genese zu unterscheiden
	• Bei pathologischem EMG: Muskelbiopsie mit Immunhistochemie
Bildgebung	Ggf. MRT (vor Biopsie zu empfehlen)

Einteilung der Muskelkraft (nach Brunner)		
5	Normal	Normale Kraft
4	Gut	Aktive Bewegung gegen Widerstand abgeschwächt
3	Schwach	Aktive Bewegung gegen Schwerkraft möglich, jedoch nicht gegen Widerstand
2	Sehr schwach	Bewegung möglich, jedoch nicht gegen Schwerkraft
1	Spur	Sicht-/tastbare Muskelaktivität ohne Gelenkbewegung
0	Null	Komplette Parese, keine Muskelkontraktion

Hauptsymptom Muskelschmerz	
Erkrankung	Typische Befunde
Tendomyosen	Schmerz an Triggerpoints, Muskelhartspann, Muskelverkürzung, Labor und NLG o.B.
Fibromyalgiesyndrom	Mindestens 11 von 18 Tenderpoints betroffen, generalisierte dumpfe Schmerzen, vegetative, funktionelle und psychische Störungen
Polymyalgia rheumatica	Pat. > 55 J, proximale Myalgie, BSG ↑↑, Biopsie der Temporalarterie vor Cortisontherapie: Riesenzellarteriitis (bei 20–35% der Pat.)
RA, Alters-RA, LORA (late onset RA)	Proximale Myalgie, sekundäre Muskelschwäche, Arthritiden

Muskelschwäche/-schmerzen

1.3.2 DD bei Muskelschwäche und -schmerzen

Hauptsymptom Muskelschwäche	
Erkrankung	**Typische Befunde**
Polymyositis	Proximal betonte Muskelschwäche, muskelkaterähnliche Myalgie, Herz- und Lungenbeteiligung, pathologisches EMG, CK ↑, ANA und ENA positiv
Dermatomyositis	Symptome der Polymyositis, periorbitales Ödem, „weinerlicher" Gesichtsausdruck, livide Erytheme
Einschlusskörperchen-Myositis	Meist Männer > 50 J, Quadrizeps-Atrophie, Faustschluss-Schwäche, symmetrisch
Paraneoplastisch bedingte Myopathie	sog. Lambert-Eaton-Syndrom (meist Bronchial-Ca.), Auto-Ak gegen Calcium-Kanäle, Gewichtsabnahme, BSG ↑, ggf. bekannter Tumor
Endokrin bedingte Myopathie	V.a. proximale Muskelschwäche, bei Hypo- und Hyperthyreose, Hypo- und Hyperparathyreoidismus, M. Cushing, M. Addison, M. Conn
Parainfektiös bedingte Myositis	Im Rahmen einer akuten Infektion mit Mykoplasmen, Borrelien, Viren (z.B. Coxsackie B, HIV, Parvovirus B19, EBV, Influenza), Trichinen
Medikamentös bedingte Myopathie	Generalisierte proximale Muskelschwäche z.B. nach Einnahme von Chloroquin, Colchicin, Cyclosporin A, Lipidsenkern (Rhabdomyolyse), Steroiden, Alkohol!
Neuropathie	Dys- oder Hypästhesie, sekundäre Paresen bei Polyneuropathie oder Mononeuritis multiplex
Muskeldystrophien	Muskelschwund, Familienanamnese (Erbgang), pathol. EMG, Typ Duchenne am häufigsten (x-chrom.-rezessiv)
Myasthenia gravis	Doppelbilder, Ptosis, belastungsabhängige Muskelschwäche (eher proximal), meist gutartige Thymome, Auto-AK gegen ACh-Rezeptoren

1.4 Hautveränderungen

Veränderungen an Haut u./od. Schleimhäuten kommen bei verschiedenen rheumatologischen Krankheitsbildern vor, v.a. bei Kollagenosen und Vaskulitiden.

Hautveränderung	Befund	Assoziiert mit
Aphthen	Kleine, runde, grauweiße, schmerzhafte Schleimhautulzera	M. Behçet, SLE, Medikamentenallergie od. -NW
Balanitis	Scharf begrenzte polyzyklische Plaques mit randständiger Schuppung, evtl. zusätzlich Urethritis	Reaktive Arthritis
Erythema chronicum migrans	Sich zentrifugal ausbreitende Rötung, die in der Mitte abblasst	Borreliose
Erythema nodosum	Gerötete, subkutane Knoten v.a. an den Unterschenkelstreckseiten, sehr schmerzhaft, überwiegend bei Frauen	Löfgren-Syndrom (Sarkoidose), M. Behçet, reaktive Arthritis, Colitis ulcerosa, Infektionskrankheiten
• Erythem • Exanthem	• Begrenzte Hautrötung • Klein- od. großfleckiger, evtl. konfluierender Hautausschlag	Reaktive Arthritis, Still-Syndrom des Erwachsenen, Lyme-Arthritis, Kollagenosen, Spondyloarthritiden
Granulome, Knoten	Rötlich-bläuliche, variable Knoten, evtl. mit Ulzeration, subkutane Knoten	Granulomatose mit Polyangiitis (zusätzl. Nasenbluten, Nasenseptumperforation), Eosinophile Granulomatose mit Polyangiitis, Panarteriitis nodosa, Rheumaknoten, Fingerpolyarthrose
Haarausfall, Alopezie	Evtl. lichtes Haar, haarlose Areale	Kollagenosen (v.a. SLE), medik. (z.B. MTX, Sulfasalazin, Cyclophosphamid, Steroide), Arthropathie bei Schilddrüsenerkrankung
Livedo	Blitzfigurenartige bläuliche Streifen v.a. an den Extremitäten	Vaskulitiden, Antiphospholipid-Syndrom (Livedo racemosa, Sneddon-Syndrom)
Nagelveränderungen	Tüpfelnägel, Ölflecken, Onycholyse, Krümelnägel	Psoriasisarthritis

Hautveränderungen 25

Nagelfalz-veränderungen	Hyperkeratotisches Nagelhäutchen, Teleangiektasien od. Punktblutungen	SSc, Dermatomyositis, anti-Jo-1-Syndrom
Ödeme des Handrückens		Algodystrophie, SSc (Frühstadium), RS$_3$PE-Syndrom, Sharp-Syndrom, selten RA
Petechien/Purpura	Punktförmige Hauteinblutungen (nicht wegdrückbar)	Kryoglobulinämie, Vaskulitiden, Kollagenosen
Psoriasis-Herde	Scharf begrenzte, erythematöse, mit silbrig-weißen Schuppen bedeckte Herde (v.a. behaarter Kopf, retroaurikulär, Streckseiten, periumbilikal)	Psoriasisarthritis
Pustulosis	Eitergefüllte Bläschen (meist palmoplantar)	SAPHO-Syndrom
Rattenbissnekrosen	Fingerkuppennekrosen	SSc
Raynaud-Syndrom	Anfallsartige Ischämiezustände (v.a. der Finger) mit dreiphasigem Verlauf: weiß (Gefäßspasmus), blau (zyanotisch), rot (reaktive Hyperämie)	Kollagenosen (v.a. SSc), Vaskulitiden, primäres Raynaud-Phänomen, sekundär bei RA
Rheumaknoten	Subkutane asymptomatische Knoten, Streckseiten, v.a. ellbogennah (Unterarmstreckseiten)	RA, multiples Auftreten unter MTX-Therapie möglich
Schmetterlingserythem	Symmetr. Rötung von Nase/Wangen unter Aussparung der Nasolabialfalten	SLE
Photosensibilität	Nach UV-Exposition: Veränderungen wie Erytheme, Hyperkeratosen, meist Hände und Gesicht	SLE
Teleangiektasien	Sichtbar erweiterte Hautkapillaren	Dermatomyositis, SSc
Tophi	Schmerzlose, evtl. kreidig-weiß schimmernde Knoten, v.a. an Füßen, Ohren, Bursen und Sehnen	Gicht
Sicca-Symptomatik der Schleimhäute	Trockene Augen, trockener Mund, trockene Genitalschleimhaut	Sjögren-Syndrom, SSc, RA
Ulzera	Wie ausgestanzt wirkende Hautdefekte	SLE (orale, nasale Schleimhautulzera), Vaskulitiden, enteropathische Arthritiden

1.5 Augensymptome

Einige rheumatologische Krankheitsbilder gehen teilweise mit ophthalmologischen Veränderungen einher.

Erkrankung/ Störungsbild	Leitsymptome	Assoziiert mit
Konjunktivitis	Gerötete Augen, Lichtscheu (Photophobie), Tränenfluss, Fremdkörpergefühl, Schmerzen, Blepharospasmus	SLE, Sjögren-Syndrom, enteropathische od. reaktive Arthritis (Borreliose), Spondyloarthritiden, Granulomatose mit Polyangiitis
Keratokonjunktivitis sicca	Trockene Augen, Fremdkörpergefühl	Sjögren-Syndrom, sekundär bei RA, SSc, SLE
Keratitis	Gerötetes Auge, Lichtscheu, Schmerzen, Fremdkörpergefühl, Visus ↓	Poly-/Dermatomyositis, Panarteriitis nodosa, Polychondritis
Iridozyklitis	Schmerzen, Lichtscheu, Sehstörung, träge Pupillenreaktion, Farbänderung der Pupille	SpA, reaktive Arthritis, juvenile chronische Arthritis, M. Crohn
Episkleritis, Skleritis	Starke, bohrende Schmerzen, teils ausstrahlend, Visus ↓	Granulomatose mit Polyangiitis, Polychondritis, RA, Borreliose, Colitis ulcerosa, enteropathische Arthritis
Uveitis	Gerötete Augen, Lichtempfindlichkeit, Tränenfluss, Fremdkörpergefühl, evtl. Verschwommensehen	Sarkoidose, M. Behçet, Spondyloarthritiden, Colitis ulcerosa, enteropathische Arthritis
Retinopathie	Sehstörung, Visus ↓	SLE, Arteriitis temporalis
Braune Skleren	Braunfärbung der Skleren	Ochronose

2 Diagnostik

2.1 Anamnese

Eine gründliche Anamnese ist Grundlage jeder (Differenzial-)Diagnostik und liefert wichtige Hinweise für das weitere diagnostische Prozedere. Dabei lässt sich – unter Einbeziehung der nachfolgenden körperlichen Untersuchung – meist recht gut abgrenzen, ob die Beschwerden
- direkt vom Gelenk, von Weichteilen (extraartikulär) od. vertebragen ausgelöst sind,
- objektivierbar sind (Gelenk mit Schwellung/Rötung, Bewegungseinschränkung, Überwärmung) oder rein subjektiv empfunden werden (Arthralgie).

Arthralgien sind sehr häufig, oft selbstlimitierend (z.B. im Rahmen von Infekten) und lassen sich in einem Drittel der Fälle keinem Auslöser zuordnen. **Objektivierbare Gelenkveränderungen müssen** hingegen **immer ursächlich abgeklärt werden**, da unbehandelt nicht selten die Destruktion des Gelenks droht. Diffuse Schwellungen von Handrücken und Fingern, die sich nicht auf die Gelenke be-schränken, sind häufig spondylogen bedingt, können aber auch im Rahmen einer Kollagenose auftreten. Nicht vergessen werden darf die **Erfragung früherer Gelenkerkrankungen sowie die Familienanamnese.** So sind Rezidive z.B. bei reaktiver Arthritis häufig und bei Spondyloarthropathien und Kollagenosen aufgrund des genetischen Hintergrunds häufig weitere Familienmitglieder/Verwandte erkrankt.
Weitere Hinweise zur Anamnese Kapitel 1 „Leitsymptome"

Differenzialdiagnostische Überlegungen anhand des erfragten Krankheitsverlaufs und des erhobenen Gelenkbefalls	
Charakteristikum	**Wahrscheinliche Erkrankung**
Zeitlicher Verlauf	
Akuter Beginn (Beschwerdemaximum binnen h nach Beginn)	Gicht, Chondrokalzinose, infektiöse Arthritis
Progredient (stetig zunehmend oder schubweise)	Linear oder progredient: RA, SpA, Arthrosen, Kollagenosen
Anfallsweise (Schübe mit Vollremission)	Kristallarthropathien, palindromer Rheumatismus
Schmerzmaximum in der 2. Nachthälfte u./od. morgens	Entzündliche WS- oder Gelenkerkrankungen
Schmerzmaximum abends und Belastungsschmerz	Nichtentzündliche WS- oder Gelenkerkrankungen

Befallsmuster	
Große Gelenke	Reaktive Arthritis
Kleine Gelenke	RA, Psoriasisarthritis
Untere Extremität	Reaktive Arthritis, Gicht
Obere Extremität	RA, speziell Fingerendgelenke: Heberden-Arthrose, Psoriasisarthritis
Monartikulär	Arthrose, Kristallarthropathien, palindromer Rheumatismus, infektiöse Arthritis, Gelenktuberkulose; immer SpA ausschließen!
Oligoartikulär (2 bis 4 Gelenke)	Reaktive Arthritis, Psoriasisarthritis
Asymmetrischer Gelenkbefall	Reaktive Arthritis, Psoriasisarthritis
Migratorischer Gelenkbefall (wandernd von Gelenk zu Gelenk, Schmerzen an erstbefallenen Gelenken klingen als Erstes wieder ab)	Reaktive Arthritis (rheumatisches Fieber), symptomatische Arthropathien/Arthritiden bei Sarkoidose, Neoplasien, M. Whipple

2.2 Körperliche Untersuchung

Die körperliche Untersuchung in der Rheumatologie beinhaltet neben der gründlichen Untersuchung des Bewegungsapparates stets eine orientierende internistische und neurologische Untersuchung.

2.2.1 Globaltests am Bewegungsapparat

- **Strecktest:** gesamten Körper von den Zehen- bis zu den Fingerspitzen maximal strecken
- **Kauertest:** bei flach auf dem Boden aufliegenden Füßen so tief wie möglich in die Hocke gehen, Arme beugen und Kopf zwischen die Knie nehmen
- **Gangbild:** auf Symmetrie und Gleichmäßigkeit der Bewegung achten. Kann der Pat. sich schnell umdrehen?
- **Gehzeit:** Zeit, in der der Pat. 10 Meter zurücklegt (inkl. Aufstehen vom Stuhl und Wiederhinsetzen)
- **Neutral-Null-Methode:** Messung des Bewegungsumfangs eines Gelenks, Vergleich zum Normalumfang und Dokumentation eines Defizits. Ausgangsstellung: Pat. steht aufrecht, Blick nach vorn, Arme hängen parallel zum Körper, Handinnenflächen zum Oberschenkel, Füße parallel geschlossen. Gemessen wird Extension/Flexion (Sagittalebene), Abduktion/Adduktion (Frontalebene), Außenrotation/Innenrotation (Transversalebene). Extension, Abduktion und Außenrotation werden immer zuerst genannt, Bsp. Hüftgelenk: Ext./Flex. 10-0-120, Ab./Add. 45-0-30

2.2.2 Allgemeine körperliche Untersuchung des Bewegungsapparates

	Inspektion	Palpation	Funktion
Gelenke (Beurteilung im Seitenvergleich)	Rötung, Schwellung, Haut- und Nagelveränderungen, Fehlstellung, Deformierung, Schonhaltung, Lähmung, Muskelatrophie, Schuhsohle zeigen lassen (unübliche, asymmetrische Abnutzung?)	Überwärmung, Schwellung (derb, elastisch?), Kapselkonsistenz, Druckschmerz, Krepitation, knöcherne Anbauvorgänge (Osteophyten, Fersensporn?), Muskeltonus (vermindert, vermehrt, Hartspann, Myogelosen?), Triggerpoints	Aktives Bewegungsausmaß (ggf. gemessen mit der Neutral-Null-Methode), passives Bewegungsausmaß („joint play", Endgefühl: muskulärer, kapsulärer oder knöcherner Stopp?), Bewegungsschmerz, Endphasenschmerz, Bandstabilität, muskuläre Kraft, weitere Funktions- und Provokationstests (s.u.)
Wirbelsäule	Haltung von vorne, seitlich und hinten (Beckenstand, Gesäßfalten, Taillendreiecke, Schulterhochstand, Rippenbuckel, Achsabweichungen, pathologische Krümmungen?), Beinlängendifferenz, Muskulatur (symmetrisch, atrophisch, verkürzt, kräftig?), Tannenbaum-Phänomen bei Osteoporose	Druck-, Rüttel-, Stauchungs-, Klopfschmerz, Blockierungen, Hypermobilität, Stufenbildung der Dornfortsätze, Muskeltonus	Wirbelsäulenbeweglichkeit in allen Ebenen, Funktionstests (siehe unten)
Thorax	Form des Brustkorbs, Verdickung des Sternums, Symmetrie der Rippen, Atemtyp (Brust-, Bauchatmung?)	Thoraxkompressionsschmerz, Druckschmerz auf Processus xiphoideus, Muskelursprünge, Irritationspunkte der Kostotransversalgelenke	Atembewegungen der Rippen (Palpation im Interkostalraum); Atembreite (siehe unten)

Spezielle Untersuchungen und Funktionsprüfungen

Funktions-prüfung	Durchführung	Aussage
Hand(gelenk)		
Gaenslen-Zeichen	Querkompression über den Fingergrundgelenken (Händedruck)	Schmerzhaft bei Kapselschwellung
Faustschluss	• **Großer Faustschluss:** Beugung von Grund- und Interphalangealgelenken, Pat. wird aufgefordert, eine Faust zu machen und die Fingernägel zu verstecken • **Kleiner Faustschluss:** Grundgelenke gestreckt, Interphalangealgelenke maximal gebeugt, Fingerspitzen berühren Handpölsterchen	Globale Funktionstests der Hand, Kraft- (Haken-, Zylinder-, Hammergriff) und Präzisionsgriffe (Spitz-, Schlüsselgriff)
Opposition des Daumens	Daumenkuppe berührt nacheinander die Fingerkuppe aller Langfinger	
Hakengriff	Griff mit adduzierten Langfingern (Tragen einer Tasche)	
Faustgriff (Zylindergriff)	Griff mit gesamter Hand, Daumen in Opposition (stehende Flasche vom Tisch heben)	
Spitzgriff (Pinzettengriff)	Griff zwischen Daumenbeere und Zeige- plus ggf. Mittelfingerbeere (Reißverschluss zuziehen)	
Schlüsselgriff (Lateralgriff)	Griff zwischen Daumenbeere und Radialseite des Zeigefingers (Schlüsselgreifen und aufsperren)	
Griffstärke	Abschätzung der Muskelkraft (0–5)	Handkraft eignet sich gut als Verlaufskontrolle bei rheumatischen Erkrankungen
Phalen-Test	Maximale Flexion im Handgelenk für etwa 1 min	Positiv bei Missempfindungen und „Einschlafen" der Finger als Hinweis auf ein Karpaltunnelsyndrom
Hoffmann-Tinel-Test	Beklopfen des N. medianus am Handgelenk	

Körperliche Untersuchung 31

Funktionsprüfung	Durchführung	Aussage
Ellbogen		
Provokationstest (Epikondylitis radialis)	Pronierte Hand mit gestreckten Fingern im Handgelenk gegen Widerstand handrückenwärts strecken	Schmerzauslösung am Epicondylus humeri lateralis
Provokationstest bei Epikondylitis ulnaris	Supinierte Hand mit gebeugten Fingern im Handgelenk gegen Widerstand beugen	Schmerzauslösung am Epicondylus humeri medialis
Schulter		
Untersuchung nach Cyriax	Aktives Anheben der Arme bis zum Ohr, dann wird jeder Arm bei fixierter Brustwirbelsäule passiv von Untersucher bis 10° hinter die Ohrlinie geführt	Treten hierbei Schmerzen auf, liegt die Schmerzursache im Schultergelenk
Nackengriff	Hände gleichzeitig in den Nacken legen	Globale Beurteilung von Abduktion und Außenrotation
Schürzengriff	Beide Hände gleichzeitig hinter den Rücken legen, dabei mit den Daumen möglichst weit nach kranial greifen	Globale Beurteilung von Innenrotation und Adduktion
Gegenschultergriff (Hyperadduktionstest)	Hand auf die gegenüberliegende Schulter legen	Globale Beurteilung von Elevation, Adduktion und Innenrotation, Prüfung des Klavikulargelenks
Außenrotatoren-Test	In Schultergelenk-Normalstellung (hängender Oberarm und 90° nach vorne angewinkelter Unterarm) den Arm gegen den Widerstand des Untersuchers nach außen drücken	Beurteilung der Funktion von M. infraspinatus und M. teres minor
Innenrotatoren-Test	In Schultergelenk-Normalstellung den Arm gegen den Widerstand des Untersuchers zur Körpermitte drücken	Beurteilung der Funktion des M. subscapularis
Lift-off-Test (Abhebetest)	Aus dem Schürzengriff mit der Hand nach hinten drücken gegen den Widerstand des Untersuchers	Beurteilung der Funktion des M. subscapularis

Jobe-Test	Gestreckten Arm (90° Abduktion) in Skapulaebene (30° Horizontalflexion) gegen den Widerstand des Untersuchers nach oben drücken, wobei der Daumen nach unten zum Boden zeigt (Innenrotation)	Beurteilung der Funktion der Supraspinatussehne
„Drop arm sign"	Der Arm wird passiv vom Untersucher in die Horizontale angehoben (90° Abduktion), dann soll ihn der Pat. selbständig halten	Kann der Arm nicht aktiv gehalten werden, weist dies auf eine Ruptur der Supraspinatussehne oder der Rotatorenmanschette hin
Impingementtest nach Neer	Untersucher fixiert mit einer Hand die Skapula und hebt mit der anderen Hand den gestreckten, innenrotierten (Daumen nach unten) Arm des Pat. in der Skapulaebene (30° Horizontalflexion) über die Horizontale an (Abduktion > 90°)	Provoziert Einklemmung der Strukturen zwischen Akromion und Humerus, bei Auftreten von Schmerzen besteht ein subakromiales Impingement
Impingementtest nach Hawkins	Der im Schultergelenk um 90° abduzierte und im Ellbogengelenk um 90° gebeugte Arm wird vom Untersucher passiv innenrotiert, indem der Unterarm in die Senkrechte abgesenkt wird	
Painful Arc	Gestreckten Arm in der Schulterblattebene heben	Auftreten von Schmerzen bei Abduktion zwischen 60° und 120° typisch für Impingement, Schmerzen bei Abduktion > 120° sprechen für Läsion im Akromioklavikulargelenk
Yergason-Test	Schulter in Neutralstellung, Ellbogen um 90° flektiert, Pat. supiniert Hand gegen Widerstand	Test positiv, wenn Schmerzen im Verlauf der langen Bizepssehne auftreten
Palm-up-Test	Bei leicht flektiertem Ellbogen die supinierte Hand gegen die Hand des Untersuchers drücken	
Fuß und Sprunggelenk		
Gaenslen-Zeichen	Querkompression über den Zehengrundgelenken	schmerzhaft bei Kapselschwellung

Körperliche Untersuchung 33

Knie		
Zeichen nach Fries	Überwärmung der Patella im Vergleich zur Muskulatur (Unter-, Oberschenkel)	Hinweis auf Entzündung im Kniegelenk
Tanzende Patella	Bei gestrecktem Knie das Gelenk von oben und unten ausstreichen, dabei die Patella mit dem Zeigefinger gegen die Trochlea femoris drücken	Positiv, wenn die Patella zurückfedert, Nachweis von intraartikulärem Erguss (> 20 ml)
Bulge-Zeichen	Erst Ausstreichen des Ergusses von medial nach lateral, dann Ausstreichen des lateralen Ergusses in den medialen parapatellären Rezessus	Positiv, wenn eine Vorwölbung sichtbar wird, sensibler als „tanzende Patella", es können geringere Ergüsse ertastet werden
Valgus- und Varusstress	Untersucher versucht, das gestreckte bzw. um 20–30° gebeugte Kniegelenk nach medial bzw. lateral abzuwinkeln	Vermehrte **mediale** Aufklappbarkeit in Streckung (bzw. 20–30° Beugung) bei Läsion der posteromedialen Kapsel u. des medialen Kapselbands (bzw. des medialen Seiten- und Kapselbands) Vermehrte **laterale** Aufklappbarkeit in Streckung (bzw. 20–30° Beugung) bei Läsion der posterolateralen Kapsel, des lateralen Kapselbands und des lateralen Seitenbands (bzw. des lateralen Seiten- und Kapselbands)
Vordere Schublade	Pat. in Rückenlage bei 90° gebeugtem Knie und fixiertem Fuß, Untersucher umfasst mit beiden Händen den Schienbeinkopf und zieht ihn nach vorne, Wiederholung in 10° Innen- und 30° Außenrotation	Positiv bei > 5 mm Ventralisation des Unterschenkels, Schublade in Neutralstellung weist auf Läsion des vorderen Kreuzbands hin, bei Zunahme in Innenrotation (Außenrotation) auf eine Mitbeteiligung des lateralen (medialen) Kapsel-Band-Apparates
Lachman-Test	Prüfung der vorderen Schublade in 20–30° Beugung von Hüft- und Kniegelenk, Wiederholung in 10° Innen- und 30° Außenrotation	Empfindlicher als vordere Schublade, weicher oder fehlender Anschlag bei Läsionen des vorderen Kreuzbands, der dorsomedialen Kapsel, ggf. des medialen Seitenbands und des Lig. femorotibiale lat. ant. des Tractus iliotibialis

Hintere Schublade	Position wie zur Prüfung der vorderen Schublade, jedoch wird der Tibiakopf vom Untersucher nach hinten geschoben, Wiederholung in 10° Innen- und 30° Außenrotation	Verschiebung um > 5 mm nach dorsal weist auf eine Läsion des hinteren Kreuzbands hin, bei Zunahme in Außenrotation (Innenrotation) auf eine zusätzliche Läsion der posterolateralen (posteromedialen) Kapsel
Steinmann-I-Zeichen	Untersucher führt mit der Hand an der Ferse kreiselnde Bewegungen am gebeugten Kniegelenk in Innen- bzw. Außenrotation aus	Schmerz am medialen Gelenkspalt in Außenrotation (Innenrotation) spricht für Innenmeniskusläsion (Außenmeniskusläsion)
Steinmann-II-Zeichen	Untersucher streckt bzw. beugt das Knie des Pat.	Positiv, wenn Druckschmerz über dem Meniskus bei Streckung nach vorne und bei Beugung nach hinten wandert
McMurray-Zeichen	Bein in Knie und Hüfte maximal gebeugt, Untersucher palpiert mit einer Hand den medialen Gelenkspalt u. bringt mit der anderen den Fuß in maximale Außenrotation, dann wird das Kniegelenk bei adduziertem Unterschenkel langsam gestreckt, Wiederholung des Tests in Innenrotation u. Abduktion des Unterschenkels, wobei über dem lateralen Gelenkspalt palpiert wird	Sehr empfindlicher Test für eine Meniskusläsion, bei Schädigung des Innenmeniskus ist die Innenrotation, bei Schädigung des Außenmeniskus die Außenrotation über dem jeweiligen Gelenkspalt schmerzhaft
Apley-Grinding-Test	Pat. in Bauchlage, Kniegelenk 90° gebeugt, Untersucher übt unter Rotation im Kniegelenk axialen Druck bzw. Zug auf den Unterschenkel aus	Medialer Schmerz unter Druck und Außenrotation weist auf eine Innenmeniskusschädigung hin, lateraler Schmerz unter Druck und Innenrotation weist auf eine Außenmeniskusschädigung hin, Schmerz unter Zug und Rotation spricht für eine Innenbandläsion
Böhler-Zeichen	Kompression des äußeren bzw. inneren Gelenkspalts durch Ab- od. Adduktion des Unterschenkels	Adduktionsschmerz am inneren Gelenkspalt spricht für Innenmeniskusläsion, Abduktionsschmerz am äußeren Gelenkspalt spricht für Außenmeniskusläsion

Funktions-prüfung	Durchführung	Aussage
Payr-Zeichen	In den Schneidersitz setzen	Lokaler Schmerz der Kniegelenk-innenseite weist auf Hinterhorn-schädigung des Innenmeniskus hin
Zohlen-Zeichen	Untersucher fixiert Patella kaudal, dann spannt der Pat. den M. quadriceps an	Positiv bei retropatellarem Anpressschmerz (Hinweis auf Knorpelläsion bzw. Arthrose im Femoropatellargelenk)
Hüfte und Becken		
Viererzeichen	In Rückenlage das Bein um 45° im Hüft- und 90° im Kniegelenk beugen, sodass die Ferse auf dem kontra-lateralen Knie liegt, dann das gebeug-te Knie so weit wie möglich der Unterlage annähern	Globaltest für die Hüftbeweglich-keit, Zeichen positiv, wenn Ab-stand zwischen Knie (lateraler Kondylus) und Unterlage > 20 cm, Hinweis auf Hüfterkrankung
Thomas-Handgriff	Pat. umfasst das kontralaterale Knie mit beiden Händen und zieht es zur Brust zur Fixierung des Beckens in der Normalstellung	Demaskierung einer Hüftbeuge-kontraktur, wenn das zu unter-suchende Bein auf der Unterlage gehalten werden kann, Extensionsdefizit entspricht der vorhandenen Hüftbeugung
Trendelen-burg-Zeichen	Pat. steht im Einbeinstand	Positiv, wenn das Becken auf einer Seite absinkt, Schwäche des M. gluteus medius der Gegenseite
Mennell-Test	siehe S. 35	siehe unten
Wirbelsäule		
Kinn-Sternum-Abstand	Kopf so weit wie möglich nach vorne auf die Brust beugen	Aussage über HWS-Flexion
Ohr-läppchen-Schulter-Abstand	Kopf so weit wie möglich seitlich auf die Schulter neigen	Aussage über HWS-Seitneigung
Flèche-Zeichen (Hinter-haupt-Wand-abstand)	Pat. steht mit dem Rücken (u. den Fer-sen!) direkt an einer Wand, lehnt den Kopf nach hinten an die Wand	Aussage über HWS-Reklination

Ottsches Maß	Am stehenden Pat. Messstrecke vom Dorn C7, 30 cm nach kaudal markieren, bei maximaler Rumpfbeugung verlängert sich die Strecke (normal: Differenz 4–6 cm)	Aussage über Beweglichkeit der BWS, pathologisch ist eine Differenz von ≤ 3 cm
Schoberscher Maß	Am stehenden Pat. Messstrecke vom Dorn S1, 10 cm nach kranial markieren, bei maximaler Rumpfbeugung verlängert sich die Strecke (normal: Differenz 4–6 cm)	Aussage über Beweglichkeit von BWS und LWS, pathologisch ist eine Differenz von ≤ 3 cm
Finger-Boden-Abstand (FBA)	Rumpf im Stehen bei gestreckten Knien so weit wie möglich nach vorne beugen (FBA normal: 0–10 cm)	Globaltest für die Beweglichkeit von LWS, Hüfte und Becken
Atembreite	Messung des Thoraxumfangs in Höhe des 4.–5. ICR (oberhalb der Mamillarlinie bzw. der Brustdrüse) in max. Inspiration sowie max. Exspiration (normal: Differenz > 6 cm)	Maß für die Dehnbarkeit des Thorax, eingeschränkte Thoraxexkursion bei Differenz < 6 cm
Mennell-Test	Pat. liegt seitlich, fixiert das unten liegende Bein mit Thomas-Handgriff (siehe S.34), Untersucher fixiert mit einer Hand das Becken, überstreckt mit der anderen das obenliegende Hüftgelenk (auch in Bauchlage möglich)	Provokationstest für das ISG, positiv bei Auftreten von Schmerzen infolge Entzündung oder Blockierung
Derbolowski-Test	Pat. in Rückenlage, Untersucher palpiert Innenknöchel beidseits, dann setzt sich der Pat. auf	Demaskiert eine variable Beinlängendifferenz, Differenz > 1 cm nach dem Aufsetzen ist auffällig
Vorlaufphänomen	Pat. steht aufrecht, Untersucher palpiert hintere Darmbeinstachel beidseits, währenddessen beugt Pat. den Rumpf langsam maximal nach vorne bei gestreckten Beinen	Prüfung auf Iliosakralblockierung, pathologisch, wenn ein Darmbeinstachel am Ende der Rumpfbeuge höher steht (auf dieser Seite Blockierung im ISG)
Dreiphasentest	In Bauchlage, passive Hyperextension (20°) des gestreckten Beins **Phase I:** Untersucher fixiert Ilium, Testung des Hüftgelenks **Phase II:** Untersucher fixiert Sakrum, Testung des ISG **Phase III:** Untersucher fixiert LWS bis inkl. L5, Testung des ISG	Pathologisch sind Schmerz und Bewegungseinschränkung **Phase I:** durch Psoasverkürzung od. Schrumpfung der Gelenkkapsel **Phase II:** durch Blockierung im ISG **Phase III:** durch Wirbelblockierungen L4–S1 od. Diskusprotrusion/-prolaps

2.2.3 Orientierende körperliche Untersuchung anderer Organsysteme

Organsystem	Mögliche Befunde
Haut	siehe Leitsymptome, → S. 24
Augen	siehe Augensymptome, → S. 26
Herz, Kreislauf	Z.B. Hinweise auf rheumatologische Klappenvitien, Perikardreiben, auffällige Herzfrequenz oder Blutdruck
Lunge	Z.B. Hinweise auf Lungenödem, Fibroseknistern, Pleuraerguss
Gefäßstatus	Z.B. Hinweise auf arterielle Verschlüsse, Venenthrombosen, Palpation der Temporalarterien, Raynaud-Syndrom
Abdomen	Z.B. Hepatosplenomegalie, Peritonitis, Ulkusleiden
Nervensystem	Z.B. Sensibilitätsstörungen, motorische Ausfälle, Parästhesien, Psychosen

2.3 Scores

Um den Gesundheitszustand bzw. Beeinträchtigungen des Pat. standardisiert beurteilen zu können, finden u.a. folgende Scores und Fragebögen Verwendung:
- **SF-36** (**S**hort **F**orm **36** Health Survey Questionnaire, Dokumentationsbögen z. B. unter www.familienmedizin-bremen.de/downloads/SF36_LQ_Fragebogen_01.pdf): Fragebogen zum Gesundheitszustand
- **HAQ** (**H**ealth **A**ssessment **Q**uestionnaire): Funktionskapazität bei Gelenkerkrankungen wird hauptsächlich für RA eingesetzt
- **FFbH** (**F**unktions**f**ragebogen **H**annover): Funktionskapazität bei Gelenkerkrankungen wird hauptsächlich für RA eingesetzt
- **DAS28** (**D**isease **A**ctivity **S**core, → S. 44): Krankheitsaktivitätsindex für RA
- **BASDAI** (**B**ath **A**nkylosing **S**pondylitis **D**isease **A**ctivity **I**ndex): Krankheitsaktivitätsindex für SpA
- **BASFI** (**B**ath **A**nkylosing **S**pondylitis **F**unctional **I**ndex): Funktionsindex für SpA
- **BASMI** (**B**ath **A**nkylosing **S**pondylitis **M**etrology **I**ndex): Funktionsindex für SpA
- **mSASSS** (**m**odif. **S**toke **A**nkylosing **S**pondylitis **S**pinal **S**core): Messung radiol. Progression SpA
- **SLEDAI** (**S**ystemic **L**upus **E**rythematosus **D**isease **A**ctivity **I**ndex): kurz gefasster Krankheitsaktivitätsindex für SLE
- **SLICC** (**S**ystemic **L**upus **I**nternational **C**ollaborating **C**linics): Organschädigungsindex für SLE
- **BILAG** (**B**ritish **I**sles **L**upus **A**ssessment **G**roup): Komplexes Messinstrument bei SLE
- **SRI** (**S**LE **R**esponder **I**ndex): Komb. aus SLEDAI, BILAG u. Arzturteil (SLE in klin. Studien)
- **mRSS** (**m**odif. **R**odnan **S**kin **S**core): misst Ausmaß der Hautbeteiligung bei SSc

Dokumentationsbögen für viele der genannten Scores unter http://dgrh.de/klassifikationskriterien.html heruntergeladen werden.

2.4 Labor (Autoantikörper)

Häufigkeit verschiedener Autoantikörper bei rheumatischen Erkrankungen und Kollagenosen. Die bei V.a. eine bestimmte Erkrankung für ein Screening diagnostisch wichtigsten Autoantikörper sind fett gezeichnet.

Auto-AK	System. LE	Arzneimittelinduz. LE	Systemische Sklerose	CREST-Syndrom	MCTD	Dermatomyositis/ Polymyositis	Sjögren-Syndrom	Antiphospho- lipid-Syndrom
Rheumafaktor	30 %		30 %	20–30 %	50–60 %	30 %	90 %	5–10 %
ANA	**95–100 %**	100 %	**60–80 %**	**60–90 %**	> 90 %	**30–80 %**	**30–80 %**	**50–60 %**
Anti-ds-DNA	**60–95 %**	Negativ						30 %
Anti-ss-DNA	90 %	80 %						
Anti Sm	**10–30 %**							5 %
Anti Ku	10 %					1–7 %	< 20 %	
Anti-phospho-lipid	10–40 %							**80–90 %**
Antihiston	**50–80 %**	90 %	10–30 %		10–15 %			
Anti-Ro/SS-A	25–60 %						**40–90 %**	15 %
Anti-La/SS-B	15–40 %						**30–70 %**	5 %
Anti-U1-RNP	10–30 %		< 10 %		**95–100 %**			
Anti-Zentromer			50–60 %	**50–90 %**				
Anti-Jo 1						**20–50 %**		

Auto-AK	System. LE	Arzneimittelinduz. LE	Systemische Sklerose	CREST-Syndrom	MCTD	Dermatomyositis/ Polymyositis	Sjögren-Syndrom	Antiphospho-lipid-Syndrom
Anti-SRP						25 %		
Anti-Mi						10–25 %		
Anti-PmScl			< 5 %			5–10 %		
Anti-nRNP						5–10 %		
Scl 70			40–70 %	10–15 %				
Anti-nukleoläre AK			30–80 %					
Anti-Nukleosom	50–90 %		< 40 %		< 40 %			
Anti-CCP								

3 Rheumatoide Arthritis (RA)

Synonyma	Chronische Polyarthritis, RA [ICD-Nr. M 05.0 bis 9, M 06.0]
Definition	Chron. entzündl. Erkrankung der Synovialmembran von Gelenken/Sehnenscheiden (seltener auch Haut, Blutgefäße, innerer Organe) unklarer Ätiologie
Epidemiologie	• Prävalenz: 1%; Frauen : Männer = 3 : 1 • Beginnt häufig im Alter zwischen 35–50 J (80 % der Pat.), alle Altersgruppen betroffen
Ätiologie	• Unklar; am ehesten autoimmune Genese; aktuell wird eine mehrstufige Progression bis zur Entwicklung der RA diskutiert

1. Präarthritische Phase

Umweltfaktoren (z.B. Rauchen, Periodontitiden) + epigenetische Modifikation + Suszeptibilitätsgene

↓

Veränderung der posttranskriptionellen Regulation

↓

Autocitrullierung

↓

Toleranzverlust

↓

2. Arthritische Phase

- Infektion
- Mikrozirkulation
- Neuroimmulogische Faktoren
- Biomechanik

mod. nach McInnes, NEJM 2011; 365:2205–19

3.1 Klinik

3.1.1 Artikuläre Manifestationen

- **Morgensteifigkeit** für ≥ 60 min; Besserung der Steifigkeit durch Bewegung
- (Symmetrische) prallelastische **Gelenkschwellungen** von meist ≥ 3 Gelenken für ≥ 6 Wochen, **Gelenkschmerzen**

Betroffene Gelenke*	
Frühphase	• „Kleine" Hand-, Finger- und Vorfußgelenke (v.a. MCP, PIP, MTP) • Beteiligung von Knie-, Sprung-, Ellbogen- und Schultergelenken ebenfalls häufig (Hüft-, Kiefergelenk und Halswirbelsäule [HWS] seltener betroffen) • Zu Beginn in 15% der Fälle: Oligo-, Monoarthritis • **Gaenslen-Zeichen:** quere Kompression der MCP → Schmerzen (Händedruck zur Begrüßung schmerzhaft)

Spätfolgen	• Gelenkzerstörung mit Fehlstellungen (Sekundärarthrose, Subluxationen, Sehnenrupturen) → Bewegungs-, Funktionsverlust • Charakterist. Deformierungen: Ulnardeviation[1] Schwanenhals[2]- und Knopflochdeformität[3,4], volare Subluxation der Handwurzel (Caput-ulnae-Syndrom), Ankylosen, Instabilität
Typische Deformierungen	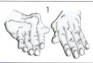 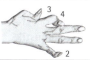

Modifiziert nach DGRh-Leitlinie: Management der frühen rheumatoiden Arthritis, 3. Auflage 2011

3.1.2 Extraartikuläre Manifestationen

Allgemeinsymptome	Grippeähnliche Symptomatik, Abgeschlagenheit, Inappetenz, Gewichtsverlust, subfebrile Temperaturen, Myalgien

Organmanifestationen (Hintergrund Vaskulitis)		
Haut/ Knochen/ Weichteile	• **Rheumaknoten** (20 %): feste, subkutane, schmerzlose Knoten über druckexponierten knöchernen Erhebungen, v.a. an Gelenkstreckseiten • Kutane Vaskulitis, Ulzera, Nekrosen, Gangrän, Tendovaginitis, Bursitis • Sicca-Syndrom: Xerophthalmie, Xerostomie; Osteoporose	
Augen	Keratokonjunktivitis, Episkleritis, Skleritis	
Lunge	Pleuritis (evtl. mit Pleuraerguss), Lungenfibrose, Bronchiolitis obliterans mit organisierender Pneumonie (BOOP), Rheumaknoten der Lunge	
Herz	Perikarditis (Perikarderguss), Myokarditis, Endokarditis (Klappenbefall), Erregungsleitungsstörungen (AV-Block), CVR ↑	
Niere	Glomerulonephritis, Amyloidose	
Hämatolog. System	• Anämie, Thrombozytopenie, Thrombozytose, leichte Leukozytose • FELTY-Syndrom (seltene Variante einer seropositiven RA mit [Hepato-]Splenomegalie, Neutropenie, therapieresist. Hautulzera, Infektionen)	
Nervensystem	Peripher	• Karpal-, Tarsaltunnelsyndrom • Muskelatrophie, insbesondere Mm. interossei • Neuropathien, Mononeuritis multiplex
	Zentral	Zervikale Myelopathie durch atlantookzipitale Subluxation; **Cave:** Kompression C1/C2!

3.1.3 Differenzialdiagnosen
- Andere entzündlich rheumatische Erkrankungen, z.B. PsA, SpA, Kollagenosen, Vaskulitiden, M. Behçet
- Reaktive Arthritiden
- Infektiöse Arthritiden
- Arthrosen
- Metabolische Erkrankungen, z.B. Gicht; Neoplasien
- Knochenerkrankungen, z.B. Osteoporose
- Arthritis bei Sarkoidose

3.2 Diagnostik
Die Diagnose basiert auf Anamnese und körperlicher Untersuchung. Weitere labortechnische und apparative Diagnostik dann gezielt je nach Verdacht.

3.2.1 Algorithmus zur frühen RA

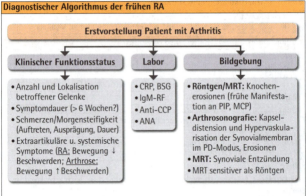

Diagnostik 43

3.2.2 Klassifikationskriterien

Klassifikationskriterien der RA[#]

≥ 1 geschwollenes Gelenk + keine andere Erkrankung, die die Synovitis erklären kann

Konventionelles Röntgen: typische Erosionen? — **Ja** → **Klassifikation als RA**

Nein

ACR-/EULAR-Klassifikationskriterien für die RA[1]	Score
A Gelenkbeteiligung (Synovitis)	
1 großes Gelenk*	0
2–10 große Gelenke	1
1–3 kleine Gelenke** (mit/ohne Beteiligung von großen Gelenken)	2
4–10 kleine Gelenke (mit/ohne Beteiligung von großen Gelenken)	3
> 10 Gelenke (davon mindestens 1 kleines Gelenk)	5
B Serologie (mindestens 1 Testergebnis erforderlich)	
Negative RF und negative Anti-CCP	0
Niedrigpositive RF oder niedrigpositive Anti-CCP*	2
Hochpositive RF oder hochpositive Anti-CCP	3
C Akute-Phase-Reaktion (mindestens 1 Testergebnis erforderlich)	
Unauffälliges CRP und unauffällige BSG	0
Erhöhtes CRP oder beschleunigte BSG	1
D Dauer der Beschwerden	
< 6 Wochen	0
≥ 6 Wochen	1

Bei einem Gesamtscore von ≥ 6 Punkten: Klassifikation als RA

1) Große Gelenke: Schulter-, Ellbogen-, Hüft-, Knie- und Sprunggelenke
2) Kleine Gelenke: MCP, PIP, MTP II–V, Interphalangealgelenk des Daumens, Handgelenk
* niedrig positiv ≤ 3x d. oberen Referenzwertes, hochpositiv > 3x des oberen Referenzwertes
[#] *Modifiziert nach Aletaha D et al.: Rheumatoid arthritis classification criteria: An American College of Rheumatology/European League Against Rheumatism collaborative initiative (Arthritis & Rheumatism 2010; 62: 2569–81)*

3.2.3 Beurteilung der Krankheitsaktivität: DAS$_{28}$

Beurteilung von insgesamt 28 Gelenken beidseits (PIP, MCP, Hand-, Ellbogen-, Schulter-, Kniegelenk); Palpation jeweils über dem dorsolateralen Gelenkspalt

Zusammensetzung aus 4 Einzelkriterien	
(1) Anzahl geschwollene Gelenke (2) Anzahl druckschmerzhafte Gelenke (3) BSG (nach Westergren) in mm/h	(4) Patientenselbstbewertung des Gesundheitszustands der letzten Woche auf einer Skala von 0–100 (0: sehr gut, 100: schlecht)

Berechnung DAS$_{28}$

$$0{,}28 \times \sqrt{(1)} + 0{,}56 \times \sqrt{(2)} + 0{,}7 \times \ln(3) + 0{,}014 \times ([4] \times 19)$$

DAS$_{28}$ aktuell

DAS$_{28}$	Bedeutung	Interpretation
≤ 3,2	Inaktiv	• Werte ≤ 3,2 = „grüner" Bereich; Werte ≤ 2,6 = „tiefgrüner" Bereich, d.h. klin. fast komplette Remission • Ziel ist immer ein DAS$_{28}$ von ≤ 2,6 ("treat to target")
> 3,2 ≤ 5,1	Mäßig aktiv	• Werte zwischen 3,2 und 5,1 = „gelber" Bereich → bessere Krankheitskontrolle notwendig
> 5,1	Sehr aktiv	• Werte > 5,1 liegen im roten Bereich und sind inakzeptabel

DAS$_{28}$-Verlauf

DAS$_{28}$	Differenz zum Ausgangswert		
	> 1,2	> 0,6 und ≤ 1,2	≤ 0,6
≤ 3,2	Verbesserung gut	Verbesserung mäßig	Keine Verbesserung
> 3,2 ≤ 5,1	Verbesserung mäßig	Verbesserung mäßig	Keine Verbesserung
> 5,1	Verbesserung mäßig	Keine Verbesserung	Keine Verbesserung

3.2.4 ACR-Klassifikation des funktionellen Status (1991)*

I	Alle Aktivitäten des täglichen Lebens (Selbstversorgung, Beruf, Freizeitaktivitäten) sind uneingeschränkt durchführbar
II	Selbstversorgung und berufliche Aktivitäten uneingeschränkt durchführbar, Freizeitaktivitäten nur eingeschränkt möglich
III	Selbstversorgung uneingeschränkt möglich, berufliche und Freizeitaktivitäten nur eingeschränkt möglich
IV	Alle Aktivitäten des täglichen Lebens nur eingeschränkt möglich

Modifiziert nach DGRh-Leitlinie: Management der frühen rheumatoiden Arthritis, 3. Auflage 2011

Diagnostik

3.2.5 Labor*

BSG und CRP	• Erhöhung; unspezifisch (kein Beweis für eine RA) • Fehlende Erhöhung macht RA unwahrscheinlich
Weitere Untersuchungen nur bei Entzündungsparametern ↑ bzw. bei begründetem Verdacht	
Rheumafaktor	• Bei 65–80 % der RA-Patienten positiv • Nicht spezifisch für RA (bei Kollagenosen, Malignomen, Virushepatitis)
Anti-CCP	• Antikörper gegen zyklisches citrulliniertes Peptid • Hochspezifisch für eine RA (> 95 %), v.a. bei negativem Rheumafaktor (initial nur 40 % positiv) und in der Frühphase der Erkrankung diagnostisch hilfreich • Ungeeignet zur Verlaufskontrolle (therapieunabhängig nachweisbar)
Auto-AK (ANA, ANCA etc.)	Sinnvoll zur Abgrenzung anderer Erkrankungen
25-OH-Vitamin-D-Spiegel	• Patienten mit RA weisen häufig einen Spiegel < 20 ng/ml auf • Vitamin-D-Mangel korreliert in Studien mit Krankheitsaktivität sowie Schmerzstärke, daher ggf. Supplementierung sinnvoll (bei Kortisontherapie verpflichtend)

* Modifiziert nach DGRh-Leitlinie: Management der frühen rheumatoiden Arthritis, 3. Auflage 2011

3.2.6 Bildgebung*

Cave: Entzündungsbedingte Gelenkschäden sind irreversibel! Auftreten irreversibler Gelenkschäden schneller, als bislang vermutet. Früh auftretende Erosionen → schlechte Prognose, sofort bei Diagnosestellung röntgen! Röntgenbild (Rö) am Anfang oft noch unauffällig, während im MRT bei 30–40 % Erosionen nachweisbar sind

Rö	• Standard ist bei V.a. RA das Röntgen beider Hände und Füße • Röntgenologisch nachweisbare Erosionen brauchen 6–24 Monate, um zu entstehen (in der Frühphase konventionelles Röntgen meist unauffällig) • Sinnvoll auch in frühen Krankheitsphasen zur Verlaufskontrolle
US	Nachweis von evtl. bestehenden Gelenkergüssen, Synovialproliferationen
MRT	Hochsensitiv, kein Routineverfahren (Indikation durch Rheumatologen)
Szintigrafie	Unspezifischer Nachweis eines gesteigerten Knochenstoffwechsels

* Modifiziert nach DGRh-Leitlinie: Management der frühen rheumatoiden Arthritis, 3. Auflage 2011

3 Rheumatoide Arthritis (RA)

Graduierung der radiologischen Veränderungen nach Larsen

Klassifikation nach Larsen		
Grad 0	**Grad 1**	**Grad 2**
Keine Veränderungen	Diskrete Veränderungen	Frühveränderungen
Normaler Gelenkbefund	Weichteilschwellung ODER Gelenknahe Osteoporose UND/ODER Gelenkspaltverschmälerung	Erosionen UND Gelenkspaltverschmälerung (nicht obligat)
Grad 3	**Grad 4**	**Grad 5**
Mittelgradig destruierend	Schwergradig destruierend	Mutilationen
Ausgeprägte Erosionen/Usuren UND Gelenkspaltverschmälerungen	Schwere Erosionen/Usuren UND Gelenkspaltverschmälerungen UND/ODER Deformierung gewichttragender Gelenke	Schwund der Gelenkflächen, Gelenkspalt nicht nachweisbar, ausgeprägte Deformierung gewichttragender Gelenke

Modifiziert nach DGRh-Leitlinie: Management der frühen rheumatoiden Arthritis, 3. Auflage 2011

3.3 Therapie

3.3.1 Interdisziplinäre Therapie

Von Beginn an **interdisziplinäre Patientenbetreuung** und -versorgung!

Physiotherapie	• Krankengymnastik, aerobes Ausdauertraining • Kryo-, Hydro-, Elektrotherapie • Lymphdrainage (bei Ödemen)
Ergotherapie	• Gelenkschutzunterweisung, Hilfsmittel zur Alltagsbewältigung • Schienenanpassung, psychosoziale Therapie
Psychologie	• Krankheitsbewältigung, Besserung der Lebensqualität
Orthopädie (konservativ)	• Orthesen, Einlagen • Evtl. orthopädisches Schuhwerk
Ernährung	• Aufrechterhaltung bzw. Anstreben eines Body-Mass-Index (BMI) im Normbereich • gesunde Ernährung, mediterrane Diät, mehr Fisch als Fleisch

3.3.2 Intraartikuläre/peritendinöse Injektionen

Indikation	Fehlendes Ansprechen einzelner Gelenke auf systemische Medikation oder bei Therapiebeginn bereits stark ausgeprägte entzündliche Veränderungen
Substanzen	Glukokortikosteroide (→ S. 54) bzw. Radiosynoviorthesen

3.3.3 Medikamentöse Therapie

Modifiziert nach S1-Leitlinie der Deutschen Gesellschaft für Rheumatologie: Handlungsempfehlungen der DGRh zur sequenziellen medikamentösen Therapie der rheumatoiden Arthritis 2012: adaptierte EULAR Empfehlungen und aktualisierter Therapiealgorithmus

Je früher der medikamentöse Therapiebeginn, umso günstiger die Prognose!

3 Grundsätze: 1. window of opportunity 2. hit hard and early 3. treat to target

So kann durch rasche, effektive Therapie und ambitionierte Therapiekontrolle sowohl der radiologische Progress und damit die Funktionseinschränkungen verzögert/aufgehalten als auch Komorbiditäten wie das erhöhte kardiovaskuläre Risiko minimiert werden.

- **Präparatewahl** je nach Erkrankungsausmaß, Prognose und Begleiterkrankungen
- Beginn meist mit Monotherapie aus DMARD, zusätzlich z.B. Glukokortikosteroide und Analgetika

3 Rheumatoide Arthritis (RA)

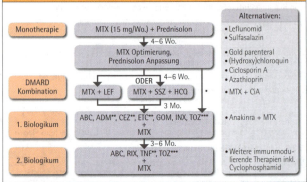

Empfehlung für die Therapie der rheumatoiden Arthritis mit synthetischen und biologischen DMARD (mod. nach DGRh 2012 und Smolen et al. Ann Rheum Dis 2013 [Epub ahead of print])

* Vorliegen hoher Krankheitsaktivität, insbesondere mit ungünstigen Prognosefaktoren; ** ADM, CEZ, ETC sind auch für die Monotherapie zugelassen, wenn MTX nicht einsetzbar ist; *** TOZ ist auch für die Monotherapie zugelassen, wenn MTX nicht einsetzbar ist und hat sich in Studien als gleich effektiv in Monotherapie und in Kombination mit MTX erwiesen; ABC: Abatacept, ADM: Adalimumab, CEZ: Certolizumab, ETC: Etanercept, GOM: Golimumab, INX: Infliximab, RIX: Rituximab, TOZ: Tocilizumab, CiA: Ciclosporin A, HCQ: Hydroxychloroquin, LEF: Leflunomid, MTX: Methotrexat, SSZ: Sulfasalazin, TNF: TNF-Inhibitoren

DMARD (disease modifying antirheumatic drugs) = Basistherapeutika

- Beeinflussung Krankheitsverlauf durch Minderung der Gelenkzerstörung (MTX, Leflunomid, Sulfasalazin, Ciclosporin A, Goldsalze); Wirkeintritt verzögert (4–16 Wochen)
- Bevorzugter Einsatz von **MTX** (sowohl Monotherapie als auch Kombinationstherapie) aufgrund von Wirksamkeit, Verträglichkeit und Kostengünstigkeit
  Zytotoxische Substanzen (z.B. Cyclophosphamid) nur bei „therapieresistenter" RA (nur bei Komplikationen, z.B. Vaskulitis)
- **Beurteilung Wirksamkeit** DMARD erst nach 3–6 Monaten möglich:
  Fehlende Wirksamkeit: Eskalation (Wechsel der Medikation o. Kombinationstherapie)
  Remission: Deeskalation (↓ Begleittherapie [Steroide, NSAR], dann evtl. ↓ DMARD)
- Absetzversuch nur nach lang dauernder kompletter Remission und sehr sorgfältiger Abwägung
- Während der Therapie mit DMARD konsequente Kontrazeption erforderlich, bei Kinderwunsch ist je nach Therapie eine individuelle Entscheidung anzustreben

Therapie

Dosierung	Wirkeintritt	Auszug notwendiger Laborkontrollen	Auszug wichtiger Nebenwirkungen
Methotrexat (MTX)			
Ini 1 x/W 10–15 mg p.o./s.c. (i.m./i.v.), b. guter Verträgl. evtl. b. max. 25 mg/W p.o./s.c.; 5 mg Folat-Subst. 24h n. MTX-Appl.	4–8 W	BB (inkl. Diff-BB), Gamma-GT, AP, GPT, Krea (W 1–4 wöchentl., M 2+3 alle 14 d, dann alle 4 W)	Exanthem, Haarausfall, Hepatopathie, Stomatitis, Magen-Darm-Ulzera, Übelkeit, Erbrechen, Hämatopoese-Störung, Lungenfibrose/Pneumonitis
Leflunomid			
1x 10–20 mg p.o.	4–6 W	BB (inkl. Diff-BB), GOT, GPT, AP, GGT, Krea (M 1–6 alle 2 W, dann alle 4–8 W)	Diarrhö, Übelkeit, Transaminasen ↑, Hypertonie, Exanthem, Haarausfall, Knochenmarksdepression, Infektanfälligkeit ↑, Sehnenscheidenentzündung
Sulfasalazin			
W 1: 1x 500 mg/d, W 2: 2x 500 mg/d, W 3: 1500 mg/d, W 4 und folgende W: 2x 1 g/d	4–12 W	BB (inkl. Diff-BB), AP, GPT, Krea, Urinstatus (M 1–3 alle 14 d, M 4–6 alle 4 W, dann alle 3 M)	Kopfschm., Schwindel, Übelkeit, Erbrechen, Diarrhö, Husten, hepato-, nephrotox., Pankreatitis, Exanthem, Agranulozytose, BB-Veränderungen, Oligospermie, Arthralgie, Müdigkeit, Trans-aminasen erhöht
Chloroquinphosphat			
250 mg/d, max. 4 mg/kg/d	frühstens 4–12 Wochen, spätestens 6 Monate	Siehe Hydroxychloroquin	Erbrechen, Diarrhö, Retino-, Myopathie, hepato-, nephrotox., Panzytopenie, , Hornhauttrübung, Sehstörung

Hydroxychloroquin			
1–2x tgl. 200mg (400mg Erhaltungsdosis)	frühestens 4–12 Wochen, spätestens 6 Monate	BB (inkl. Diff-BB) M 1 alle 14 d, dann alle 2 M, bei Bed. CK, Ophth. (alle 6–12 M)	Erbrechen, Diarrhö, Retinopathie, Myopathie, hepato-, nephrotox., Panzytopenie
Ciclosporin			
Ini 1,25 mg/kg p.o. 2x tgl. (6 W), W 6 und 12: ↑ um 0,5–0,75 mg/kg möglich; max. 4 mg/kg/d	4–8 W	BB, AP, GPT, Krea, Kalium, Urinstatus (M 1–2 alle 8–14 d, dann alle 4 W)	Hepato-, kardio-, nephrotox., Übelkeit, Erbrechen, Diarrhö, Tremor, Ödeme, Hypertrichose, Gingivahyperplasie, Blutdruckanstieg
Aurothiomalat (Gold parenteral)			
Ini 1.–3. Inj. (2x/W): 10 mg; 4.–6. Inj.: 20 mg; dann 2x/W 50 mg oder 1x/W max. 100 mg	3 M	BB (inkl. Diff-BB), Gamma-GT, AP, GPT, Krea, Urinstatus (M 1–3 alle 14 d, dann alle 4 W)	Haarausfall, Dermatitis, Stomatitis, Panzytopenie, nephrotox.

AP = Alkalische Phosphatase, BB = Blutbild, CK = Kreatinkinase, d = Tag, Diff-BB = Differenzialblutbild, Gamma-GT = Gamma-Glutamyl-Transferase, GOT = Glutamat-Oxalacetat-Transaminase, GPT = Glutamat-Pyruvat-Transaminase, ini = initial, Krea = Kreatinin, M = Monat, W = Woche

Biologicals

Biologika beeinflussen die proinflammatorischen Zytokine oder direkt die Funktion von Lymphozyten. Die einzelnen Angriffspunkte sind:
- TNF-α (Adalimumab, Etanercept, Infliximab, Certolizumab, Golimumab)
- IL-1 (Anakinra)
- IL-6 (Tocilizumab)
- T-Lymphozyten (Abatacept)
- B-Lymphozyten (Rituximab)

Dabei handelt es sich um gentechnisch hergestellte monoklonale Antikörper (-mab), Rezeptormoleküle (-cept) oder Rezeptorantagonisten (-ra), die bei fehlender Wirksamkeit anderer DMARD meist in der Kombination mit MTX eingesetzt werden. Die Indikationsstellung sollte durch einen in der Biologika-Therapie erfahrenen Rheumatologen erfolgen, der Wirkeintritt erfolgt bei einigen Patienten bereits nach wenigen Wochen, ansonsten ist er je nach Substanz innerhalb von 6–12 Wochen zu erwarten. Aktive Infektionen oder eine höhergradige Herzinsuffizienz stellen unter anderem wichtige Kontraindikationen da. Keine soliden Tumoren < 5 Jahre vor Therapie. Lebendvakzine sind bis auf Sondersituationen (z.B. dienstliche Auslandsreisen) kontraindiziert (eine Empfehlung muss individuell mit einem Reisemediziner besprochen werden), während der Therapie und 3-6 Monate nach Ende der Therapie (siehe aktuelle Impfempfehlungen der DGRH http://dgrh.de/impfempfehlung.html). Relative Kontraindikation ist eine kombinierte Psoralen + UV-A-Therapie, insbesondere bei Ciclosporin-Folgetherapie. Nicht pasteurisierte Milch, rohe Eier oder Fleisch sollten vermieden werden. Atypische oder opportunistische Infektionen können auftreten, auch 6 Monate nach Therapieende. Bitte Fachinformationen genau beachten!

Notwendige Voruntersuchungen bei TNF-α-Blockern und weiteren Biologicals
- Screening auf latente tuberkul. Infektion (LTBI) aufgrund erhöhten TB-Risikos unter TNF-α-Blocker; Screening auch bei Tocilizumab und Abatacept:
  - Anamnese, klinische Untersuchung; umfassende Aufklärung über erhöhtes TB-Risiko
  - Durchführung hochspezifischer Interferon-Tests (IGRA); Röntgenthorax in 2 Ebenen
- Bei latenter Tuberkulose kann eine begleitende Tuberkulose-Prophylaxe mit Isoniazid 200 mg/d für 9 Monate erfolgen
- Screening auf Hepatitis B, C und HIV (bei allen Biologika), Hepatitis-B-Impfung empfohlen, zudem sollten nach Rücksprache mit dem Patienten jährliche Grippeimpfungen erfolgen (siehe auch aktuelle Impfempfehlungen der DGRh (http://dgrh.de/impfempfehlung.html)
- CAVE bei Anzeichen einer Herzinsuffizienz (HI), Kontrolluntersuchungen unter Therapie empfohlen, bei höhergradiger HI kontraindiziert

Dosierung	Wirkeintritt	Auszug notwendiger Laborkontrollen	Auszug wichtiger Nebenwirkungen
Abatacept (Orencia®)			
Kombination mit MTX: W 0, 2, 4, dann alle 4W: < 60kg: 500 mg i.v.; 60-100kg: 750 mg i.v; > 100kg: 1 g i.v.; 125mg s.c. 1x/W (keine Gewichtsadaption)	Innerhalb 12 W	BSG, CRP, großes BB, GOT, Krea vor Th.beginn; CRP, BSG, BB, GOT, AP, Krea nach W 2 + 4, nach M 2 + 3, dann vierteljhr.	Kopfschmerzen, Atemwegsinfekte, Harnwegsinfekte, Herpes simplex, Leukopenie, Benommenheit, Konjunktivitis, Hypertonie, Flush, Husten, Übelkeit, GI-Beschwerden, Mundulzera, Leberwerte↑, Exanthem, Gliederschmerzen, Fatigue, Reaktion an der Einstichstelle

3 Rheumatoide Arthritis (RA)

Adalimumab (Humira®)			
Kombination mit MTX: alle 2 W 40 mg s.c.; ggf. Monotherapie, ggf. Steigerung auf 40mg/W s.c.	Innerhalb 12 W	CRP, BSG, BB, GOT, AP, Krea nach W 2 u. 4, nach M 2 u. 3, dann jährlich	Atemwegs-/Harnwegsinfektionen, Infektionen (system., intest., Haut-/Weichteilinf., Ohr-/Mund-/Genitalinf.), Hautkrebs, BB-Veränderungen, Allergien, Blutfette ↑, Elektrolytveränderungen, Kopfschmerzen, Augenstrg., Schwindel, Tachykardie, RR ↑, Flush, Asthma, GI-Beschwerden/-Blutungen, Leberwerte ↑, Exanthem, Nierenfkt. ↓, Reaktion an der Einstichstelle, Fieber, Gerinnungsstrg., Wundheilung ↓
Anakinra (Kineret®)			
Kombination mit MTX, 1 x 100mg s.c./d	Innerhalb 12 W	Krea, großes BB vor Th.; Neutrophile M 1–6, dann alle 3 M; Krea vierteljhr.	Schwere Infektionen, Neutrophile ↓, Kopfschmerzen, Reaktion an der Einstichstelle
Certolizumab (Cimzia®)			
400 mg s.c. in W 0, 2 und 4, dann 200 mg alle 2 W, Kombination mit MTX (ggf. Monother.)	Innerhalb 12 W	CRP, BSG, BB, GOT, AP, Krea alle 4 W für 3 M, dann alle 12 W	Bakt./virale Infekt., eosinophilie Erkrankungen, Kopfschmerzen, art. Hypertonie, Hepatitis, Leberwerte ↑, Hautausschlag, Pruritus, Fieber, Schmerz, Reaktion an der Einstichstelle
Etanercept (Enbrel®)			
2 x 25 mg/W oder 1 x 50 mg/W s.c., Komb. mit MTX, ggf. Monoth.	Innerhalb 12 W	BB (M 1–3 alle 14 d, M 4–6 alle 4 W, dann alle 3 M)	Infektionen, allerg. Reaktionen, Bildung von Autoantikörpern, Pruritus, Reaktion an der Einstichstelle
Golimumab (Simponi®)			
50 mg s.c. einmal im M, Kombination mit MTX	12–14 W	CRP, BSG, BB, GOT, AP, Krea alle 4 W für 3 M, dann alle 12 W	Infekte des ob. Respirationstrakts, virale/bakt. Infektionen, oberflächl. Pilzinfektionen, Anämie, allerg. Reaktionen, Depression, Schlaflosigkeit,

			Schwindel, Parästhesien, Kopfschmerzen, Hypertonie, GI-Strg., Alopezie, Dermatitis, Juckreiz, Hautausschlag, Transaminasen ↑, verzögerte Wundheilung, Fieber, Asthenie, Reaktion an der Einstichstelle, Brustbeschwerden

Infliximab (Remicade®)

3 mg/kg über 2 h i.v. (W 0, 2 und 6, dann alle 8 W), Komb. mit MTX, ggf. Steigerung auf max. 7,5 mg/kg od. Red. d. Intervalle auf 4 W	Innerhalb 12 W	CRP, BSG, BB, GOT, AP, Krea nach W 2 u. 4, nach M 2 u. 3, dann jährlich	virale/bakt. Infekt., Tuberkulose, BB-Veränderungen, allerg. Reaktionen des Respirationstrakts, Pilzinfekt., Schwindel, Depression, Schlaflosigkeit, Keratitis, Konjunktivitis, RR-Änderungen, HRST, Herzinsuffizienz, Nausea, Diarrhoe, GI-Beschwerden/-Blutung, Hautausschlag/-erscheinungen, Transaminasen ↑, Leberfkt.störungen, Harnwegsinfekt, infusionsbed. Reaktionen, Reaktion an der Einstichstelle

Rituximab (MabThera®)

1g i.v. d1, Wdh. nach 2W (Infusionsreaktionen können durch Prämed. 30 Minuten vor Infusion mit 100 mg (Methyl-)Prednisolon u. Diphenhydramin/ Dimetinden u. Paracetamol iv. verhindert oder abgeschwächt werden (CAVE Fahrtauglichkeit beeinflusst; jede Infusion in Patientenpass eintragen)	6 W	CRP, BSG, BB, Immunglobuline, v.a. IgG im Verlauf	Bakt./virale Infekt., Sepsis, Atemwegsinfekt., Pilzinfekt., BB-Veränderungen, infusionsbed. Reaktion, Überempfindlichkeit, Hyperglykämie, Gewicht ↓, Schlaflosigkeit, Schwindel, Angstgefühl, Konjunktivitis, Hypokalzämie, LDH ↑, RR-Änderungen, HRST, Myokardinfarkt, Herzbeschwerden, Atemwegserkrankungen, Bronchospasmus, GI-Beschwerden, Exanthem, Nachtschweiß, Arthralgien, Myalgien, Knochenschmerz,

			progressive multifokale Leukenzephalopathie, Kopfschmerz, Tumorschmerz, allerg. Reaktionen, Fieber, Asthenie, Fatigue, IgG-Spiegel i.S.↓
Tocilizumab (RoActemra®)			
8 mg/kg i.v. über 1 h alle 4 W (max. 800 mg/ Infusion), Kombination mit MTX (ggf. Monother.)	6 W	BSG, CRP, BB, Leberwerte, Cholesterin, Krea vor Th.beginn; GOT, GPT, BB, Cholesterin die 1.3M vor jeder Th, dann 1/ 4jährl.	Infekt des ob. Respirationstrakts, Zellulitis, Gewicht↑, Gesamtbilirubin↑, Überempfindlichkeitsreaktion, Husten, Dyspnoe, Leukopenie, Neutropenie, Hypertonie, Kopfschmerzen, Konjunktivitis, Hypercholesterinämie, Schwindel, Transaminasen↑, Exanthem, Pruritus, Mundulzera, Gastritis, Pneumonie, Herpes zoster/simplex **Cave:** CRP kann unter Therapie falsch negativ sein!

Glukokortikosteroide

- Rasche Symptomlinderung, Wirkeintritt nach 6–8 h, Einsatz auch zur Überbrückung bis Wirkbeginn der DMARD
- Hemmung der Gelenkzerstörung auch in niedrigeren Dosen
- **Osteoporoseprophylaxe verpflichtend:** Kalzium und Vitamin D_3 (Kalzium bei nicht ausreichender Zufuhr über die Nahrung 1g/d, Vitamin D_3 bis zu 2000 IE/d)

Applikation	Anwendung
Systemisch	- Niedrige Dosis, z.B. **Prednisolon** 5–7,5 mg/d p.o. (ini bis zum Wirkeintritt d. DMARDS 10–20 mg/d) - Variation der Dosis nach Bedarf
Lokal	- Intraartikulär od. peritendinös: Abpunktion Gelenkflüssigkeit u. 24 h Ruhe post injection. - Rasche lok. Beschwerdelinder. von "target joints" - z.B. **Triamcinolon** 10–40 mg intraartikulär (je nach Gelenkgröße)

Therapie

Häufigsten Nebenwirkungen unter Steroidtherapie (nach der Häufigkeit ihres Auftretens geordnet, [Median, NW pro 100 Patientenjahre])	
Kardiovaskuläre NW: Dyslipidämie, Störungen im Wasser- und Elektrolythaushalt, Ödeme, RR ↑, Beeinträchtigung der Nieren- oder Herzfunktion	15
Infektionen: viral, bakteriell, Hautinfektionen, andere	15
Gastrointestinale NW: gastroduodenale Ulkuskrankheit, Pankreatitis	10
Psychologische NW: Steroid-Psychose	9
Endokrinologische/metabolische NW: gestörte Glukosetoleranz, Diabetes, Fettumverteilung, gestörte Hormonausschüttung	7
Dermatologische NW: Hautatrophie, Akne, Hirsutismus, Alopezie	5
Muskuloskelettale NW: Osteoporose, Osteonekrose, Myopathien	4
Ophthalmologische NW: Glaukom, Katarakt	4
Weitere Informationen: EULAR-Empfehlungen zur Glukokortikoidtherapie (Ann Rheum Dis 2013;72:1905-13, Ann Rheum Dis 2007;66:1560-7)	

- Die entsprechenden NW müssen mit Patient und Angehörigen besprochen und das Ziel der Therapie, Dosis und Dauer genau erörtert werden. Es gibt viele verschiedene Therapieschemata zur Behandlung mit Glukokortikosteroiden, die im Einzelfall individuell angepasst werden müssen. Hierzu ist es hilfreich, die oben aufgeführten möglichen Nebenwirkungen einer Steroidtherapie als Leitfaden für eine orientierte Screening-Untersuchung vor Therapie zu verwenden und die Dosis entsprechend anzupassen, die Therapie regelmäßig zu überwachen oder andere Maßnahmen einzuleiten (z.B. Bisphosphonat-Therapie bei erhöhtem Osteoporose-Risiko).

Nichtsteroidale Antirheumatika (NSAR)

- Präparateauswahl je nach Wirkprofil und Begleiterkrankungen
- **Cave:** zeitnahe Einnahme von NSAR + MTX ⇒ renale Ausscheidung von MTX ↓ ⇒ Nebenwirkungen MTX ↑, aber keine Kontraindikation
- Vorsicht bei älteren Patienten, Patienten mit Hypertonie, Nierenfunktionsstörungen., Magen-Darm-Ulzera-Risiko ↑ bzw. anamnestisch Magen-Darm-Ulkus, begleitender Kortisontherapie (Komb. erhöht Ulkusrisiko 15x)

Klassische NSAR	
Auszug wichtiger Nebenwirkungen	Gastrointestinale (GIT) Nebenwirkungen (Dyspepsie, Übelkeit, Ulzera, Blutungen), Hypertonie, Ödeme, Nierenfunktionsstörungen, Bronchospasmus, Hautreaktionen, Transaminasen ↑, BB-Veränderungen, Herzinsuffizienz, kardiovaskuläres Risiko erhöht (außer Naproxen)

Cave	Ulzera bzw. bedrohliche GIT-Blutungen korrelieren NICHT mit klin. Beschwerden! → Ulkusprophylaxe mit Protonenpumpeninhibitoren (PPI) in Standarddosierung oder H_2-Antagonisten in doppelter Standarddosierung; tNSAR KI bei Z.n. NSAR-induzierter Gastritis od. Ulzeration
Substanz (Beispiel)	• Diclofenac 50–150 mg/d in 2–3 Dosen; max. 150 mg/d p.o. • Ibuprofen 400–800 mg alle 4–6 h, max. 2,4 g/d • Naproxen 250 mg 3x1; max. 1000 mg/d (bei erhöhtem CVR bevorzugen)
Cyclooxygenase (COX)-2-selektive NSAR	
Auszug wichtiger Nebenwirkungen	Dyspepsie, Übelkeit, GI-Ulzera, GI-Blutungen, Hypertonie, Ödeme, Nierenfunktionsstörungen, Transaminasen ↑, Infektionen im oberen Respirationstrakt, kardiovaskuläres Risiko ↑, Herzinsuffizienz
Cave	Kein Einsatz bei Patienten mit erhöhtem kardiovaskulärem Risiko (Myokardinfarkt, zerebrovaskulärer Insult) und GI-Ulzera; Anwendung bei Risikopatienten in Bezug auf Magen-Darm-Ulzera nur mit besonderer Vorsicht!
Substanz (Beispiele)	• Celecoxib 2 x 100–200 mg/d • Etoricoxib 1 x 30–90 mg/d

Weitere Analgetika

- Paracetamol in Ausnahmefällen, z.B. bei bestehenden KI gegen NSAR oder Metamizol (beide keine antiphlogistische Wirkung); Analgetikakombinationen wenn immer möglich vermeiden
- Einsatz von Opioiden nur bei schweren Fällen nach Ausschöpfung aller anderen Möglichkeiten (WHO-Stufenschema beachten)

Krankheitsverlauf

Therapieschema zur Behandlung der frühen rheumatoiden Arthritis

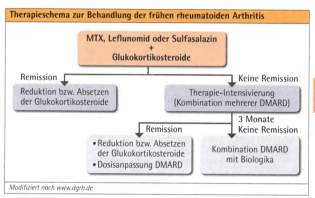

Modifiziert nach www.dgrh.de

3.3.4 Chirurgische Therapie

Chirurgische Therapie	
Indikation	Floride Entzündung in Gelenk/Sehnenscheide über Monate trotz adäquater medikamentöser Therapie u. beginnende Schäden (z.B. Bewegungseinschränkungen, Sehnenadhäsionen, Nervenkompressionen), HWS-Befall (atlanto-axial)
Orthopädie (chirurgisch)	• Synovektomie, arthroskopisch oder offen • Arthroplastik, Arthrodese, Endoprothetik

3.4 Krankheitsverlauf

- Sehr unterschiedlich
- Je früher die medikamentöse Basistherapie, desto günstiger die Prognose!
- 20 % monozyklischer, eher milder Verlauf; 70 % polyzyklischer Verlauf mit fluktuierender Aktivität; 10 % progressiver Verlauf mit zunehmender Gelenkdestruktion

3.4.1 Dokumentation der Krankheitsaktivität

- Kontrollen alle 3 Monate, häufiger bei neu diagnostizierter RA u./od. neuer Medikation
- Längere Kontrollintervalle (alle 6 Monate) bei stabilem Verlauf möglich

Krankheits-aktivität	• Regelmäßige Erfassung (alle 3 M) des Disease Activity Score (DAS) • Bei klinischen Studien werden neben dem DAS die "Response-Kriterien" des American College of Rheumatology (ACR) verwendet (ACR20/50/70: vereinfacht; gesamte prozentuale Besserung um 20/50/70% folgender Parameter: 68 druckschmerzhafte, 66 geschwollene Gelenke; Schmerzskala [0–10]; Globale Krankheitsaktivität Patient [0–10], Globale Krankheitsaktivität Arzt [0–10], "Health Assessment"-Fragebogen [0–3], CRP)
Röntgen	• Jährliche radiologische Verlaufskontrolle
Lebensqualität	• Subjektive Einschätzung durch Arzt und Patient • SF-36 (Short Form Survey Instrument [Fragebogen zur Lebensqualität])
Funktionsstatus	• Funktionsfragebogen Hannover (FFbH) • Health Assessment Questionnaire (HAQ)
Labor	• BSG, CRP, Blutbild (Anämie?)
Nebenwirkungen	• Kontrolle der potenziell möglichen Nebenwirkungen (Medikation)

3.4.2 Anzeichen einer ungünstigen Prognose bei früher RA

- Hohe Krankheitsaktivität: viele betroffene Gelenke, Rheumaknoten, Erosionen
- Hohe Entzündungsfaktoren (BSG, CRP)
- Positiver RF, pos. Anti-CCP (beide hochtitrig)
- Früher radiologischer Nachweis von Erosionen

3.5 Sonderformen der RA

Sonderform	Befund
LORA (late-onset RA, Alters-RA)	• Später Beginn der RA jenseits des 60. Lj., überwiegend M • **Klinik:** oft akuter Beginn und aggressiver Verlauf, anfangs oft mono- oder oligoartikulär (häufig Schulter betroffen), schlechter AZ, frühe Muskelatrophie, DD Polymyalgia rheumatica • **Labor:** BSG ↑↑, Anämie
Felty-Syndrom	• 3 % der Fälle von RA; F : M = 2:1 • **Klinik:** meist progredient destruktive Arthritis, häufig Splenomegalie, Rheumaknoten, Vaskulitis (häufig Unterschenkelulzera), rezidivierende Infektionen (pulmonal, Harnwege, Furunkulose), Gewichtsabnahme (in 70 %), Sjögren-Syndrom (in 50 %), Hepatomegalie (in 40 %) • **Labor:** im BB Leukozytopenie, seltener Thrombopenie, RF hoch positiv, typisch: granulozytenspezifische ANA (in 85 %), ANA u. ANCA in 70–75 % positiv, HLA-DR4 in 95 % positiv
RS$_3$PE-Syndrom (remitting seronegative symmetric synovitis with pitting edema)	• In höherem Lebensalter auftretend, benigne verlaufend • **Klinik:** plötzlicher Beginn mit teigiger Schwellung der Handrücken und symmetrischer Arthritis, keine Destruktionen • **Labor:** RF negativ • gutes Ansprechen auf Kortikosteroide (→ S. 54)
Still-Syndrom (adulte Form)	• Selten • **Klinik:** Leitsymptom: Fieberschübe > 39 °C (1–2x d); Arthralgien (in 95 %), lachsfarbenes makulopapulöses Exanthem (in 90 %), meist flüchtig während des Fieberschubs, Pharyngitis (in 70 %), Lymphadenopathie (in 60 %), Splenomegalie (in 50 %), Hepatomegalie (in 30–40 %), Myalgien, Polyserositis • **Labor:** BSG ↑, BB: in 70 % Anämie, in > 90 % Leuko- u. Thrombozytose, Leberenzyme ↑ in 60 %, charakteristisch: Hyper-Ferritinämie; RF, anti-CCP und ANA negativ • In der Regel spontanes Ansprechen auf IL-1 Hemmung. **Cave:** DD nicht erkannter Fiebersyndrome

4 Spondyloarthritiden

4.1 Allgemeines

Synonyma: seronegative Spondarthritiden, seronegative Spondylarthropathien, Spondylarthritiden, Spondarthritiden

Unter dem Oberbegriff "Spondyloarthritiden" werden entzündlich rheumatische Erkrankungen zusammengefasst, die durch eine Beteiligung des Achsenskeletts und/oder Oligoarthritiden sowie verschiedene extraartikuläre Manifestationen charakterisiert sind und eine Assoziation zum genetischen Marker HLA-B27 aufweisen. Der Zusatz „seronegativ" steht für die bei dieser Erkrankungsgruppe meist nicht nachweisbaren Autoantikörper oder Rheumafaktoren.

Zu den Spondyloarthritiden zählen:
- Spondylitis ankylosans
- Arthritis psoriatica
- Reaktive Arthritiden (z. B. urethro-konjunktivales-synoviales Syndrom)
- Enteropathische Arthritiden bei chronisch-entzündlichen Darmerkrankungen
- SAPHO-Syndrom (Akronym aus Synovitis, Akne, Psoriasis pustulosa palmaris et plantaris, Hyperostose, Osteitis)
- Juvenile Spondyloarthritiden
- Undifferenzierte Spondyloarthritiden (anhand der Symptome als Spondyloarthritis klassifiziert, jedoch keiner der obigen Erkrankungen zuzuordnen)

Klinische Gemeinsamkeiten der Spondyloarthritiden*	
Entzündlicher WS-Schmerz	Klinisch sowie röntgenologisch nachweisbar als Sakroiliitis oder Spondylitis
Periphere Arthritis	Meist asymmetrischer Befall, v.a. untere Extremitäten
Enthesiopathie	Entzündliche Veränderungen an den Insertionen von Sehnen und Bändern
Extraartikuläre Manifestationen	• Am Auge: z.B. Iridozyklitis, Konjunktivitis, selten Episkleritis • An den Schleimhäuten: z.B. Stomatitis aphthosa, Urethritis • An der Haut: z.B. Psoriasis, Pustulosis palmaris et plantaris, Erythema nodosum, Pyoderma gangraenosum, sehr selten vaskulitische Veränderungen • Viszeral: häufig gastrointestinale Manifestationen (von klinisch asymptomatischen Veränderungen an Kolon und terminalem Ileum bis zum Vollbild einer chron.-entzündl. Darmerkrankung), selten kardiale Manifestationen (Aorteninsuffizienz, Myo-, Perikarditis, AV-Block), Hepatitis, Myositis, Amyloidose

Spondylitis ankylosans (SpA)

| Sonstiges | • Familiäre Häufung
• Nachweis von HLA-B27 (assoziiert mit Sakroiliitis) |

* Dt. Gesellschaft für Rheumatologie Kommission "Qualitätssicherung" – Genth E et al.: Qualitätssicherung in der Rheumatologie. (Steinkopf 2007; 2. Aufl.)

Häufigkeit des Nachweises von HLA-B27 bei Spondyloarthritiden

HLA-B27 lässt sich insbesondere dann häufig nachweisen, wenn Symptome am Achsenskelett bestehen und/oder eine Sakroiliitis röntgenologisch belegt ist.

Erkrankung	Positiver Nachweis von HLA-B27
Spondylitis ankylosans	90–100 %
Arthritis psoriatica mit Sakroiliitis	35–100 %
Reaktive Arthritis	50–80 %
Enteropathische Arthritiden	50–70 %
Rheumatoide Arthritis	6–10 %
Normalbevölkerung	6–8 %

4.2 Spondylitis ankylosans (SpA)

Synonyma	Ankylosierende Spondylitis, M. Bechterew [ICD-Nr. M 45]
Definition	Chronisch-entzündliche Systemerkrankung, die vorwiegend das Achsenskelett befällt, aber auch mit peripheren Arthritiden (v.a. der großen Gelenke an der unteren Extremität) einhergehen kann und eng mit HLA-B27 assoziiert is; gekennzeichnet durch entzündlichen Rückenschmerz, zunehmende Bewegungseinschränkung und Schmerzen im Bereich von WS und Thorax
Epidemiologie	• Prävalenz: 1 % in der Bevölkerung; Männer : Frauen = 1 : 1, aufgrund des milderen Verlaufs wird die SpA bei Frauen oft nicht diagnostiziert, sodass 70–80 % der Pat. männlich sind • Erkrankungsbeginn 16.–40. Lj., Maximum im 3. Lebensjahrzehnt • Familiäre Häufung
Ätiologie	Genetische Disposition (HLA-B27), Ätiopathogenese unbekannt, bakterielle Infekte (urogenital, enteral) werden als Auslöser diskutiert

4.2.1 Klinik

Frühsymptome

Im Frühstadium der Erkrankung sind Familien- u. Eigenanamnese (v.a. entzündlicher Rückenschmerz, eingeschränkte Beweglichkeit der WS, andere klinische Zeichen einer SpA) richtungsweisend. Die körperliche Untersuchung kann anfangs völlig unauffällig sein.

Das **Leitsymptom** sind **persistierende, tief sitzende Rückenschmerzen vom entzündlichen Typ**, die sich in Ruhe und frühmorgens verstärken.
- In 20% Ausstrahlung der Schmerzen ein- oder beidseitig in die Glutealgegend und in den dorsalen Oberschenkel; Husten- oder Niessschmerz im Gesäß
- Gestörter Nachtschlaf: Der Schmerz treibt den Patienten oft aus dem Bett, da Besserung der Symptomatik durch Aufstehen und Bewegung

Evtl. Allgemeinsymptome wie Müdigkeit, Gewichtsverlust, subfebrile Temperaturen, depressive Verstimmung.

Symptome des Bewegungsapparates

WS	- Tief sitzender, v.a. nächtlicher Rückenschmerz (siehe Frühsymptome) - Verminderte Beweglichkeit, ausgehend vom thorakolumbalen Übergang mit Ausbreitung nach kaudal und kranial (großer FBA, Schober-, Ott-Maß) - Sakroiliitis: meist bilateral, in 10 % einseitig; Beschwerden können radiologisch nachweisbaren Veränderungen monate- bis jahrelang vorausgehen (sog. nicht-radiologische SpA) - Bei Beteiligung der Kostotransversalgelenke gürtelförmige Thoraxwandschmerzen und eingeschränkte Atemexkursion - Im Spätstadium typischer Habitus mit Aufhebung der Lendenlordose, Hyperkyphose der BWS, Vertikalstellung des Beckens, Bauchatmung mit vorgewölbtem Abdomen („Fußballbauch")
Gelenke	- Arthralgie/Arthritis in 30 % als Erstsymptom! - Jede Mono- oder Oligoarthritis ist verdächtig auf SpA - Arthritis meist transient, selten chronisch oder erosiv
Sehnenansätze	- Entzündliche Enthesiopathie v.a. des Kalkaneus (plantar, Achillessehnenansatz) - Auch Trochanteren, Sitzbein, Beckenkamm, Symphyse können betroffen sein

Extraartikuläre Manifestationen

Allgemeinsymptome	Müdigkeit, Gewicht ↓, depress. Verstimmung, subfebrile Temp.
Organmanifestationen	
Knochen	Osteoporose
Augen	Uveitis bei 20 % der Pat.
Herz/Gefäße	AV-Überleitungsstörg. b. 5 % d. Pat., sehr selten Aortitis mit Aorteninsuffizienz
Geschlechtsorgane	Prostatitis bei > 30 % der männlichen Pat., auch Urethritis
Darm	Assoziation mit Colitis ulcerosa u. M. Crohn
Selten	Apikale Lungenfibrose, interst. Nephritis, Amyloidose

4.2.2 Diagnostik
Auf Anamnese, körperlicher Untersuchung sowie radiolog. Diagnostik basierend.

ASAS-Klassifikationskriterien für die Frühdiagnose einer axialen SpA*

Patient mit chronischem Rückenschmerz (Dauer ≥ 3 Mo.), bei Beginn jünger als 45 J.

Sakroiliitis in der Bildgebung:
- **MRT:** Nachweis aktiver Entzündung, vereinbar mit Sakroiliitis
oder
- **Röntgen:** Nachgewiesene Strukturveränderungen im SIG (gemäß modifizierten NY-Kriterien)

Sakroiliitis in der Bildgebung
plus
mind. 1 weiteres SpA-Zeichen*

Diagnose gesichert

HLA-B27 positiv
plus
mind. 2 weitere SpA-Zeichen*

Diagnose wahrscheinlich

* **SpA-Zeichen:** Entzündlicher Rückenschmerz, periphere Arthritis, Enthesitis der Ferse, anteriore Uveitis, Psoriasis, Kolitis, positive Familienanamnese, gutes Ansprechen auf NSAR, HLA-B27, CRP-Erhöhung, Daktylitis

* mod. nach Rudwaleit M et al.: The Development of Assessment of Spondyloarthritis Internat. Society Classification Criteria for Axial Spondyloarthritis (Part II): Validation and Final Selection. (Ann Rheum Dis 2009; 68: 777-83)

4 Spondyloarthritiden

Modifizierte New-York-Kriterien*

Die New-York-Kriterien eignen sich nicht zur Frühdiagnose, da Veränderungen im Röntgenbild im Mittel erst nach 8 Jahren Krankheitsdauer nachweisbar sind (vorher heißt es nicht-radiologische SpA).

Klinische Kriterien	1) Kreuzschmerzen über 3 Mo., Verbesserung durch Bewegung, persistierend in Ruhe 2) Bewegungseinschränkung der LWS in allen Ebenen 3) Verminderte Atemexkursion, alters- u. geschlechtsadaptiert
Radiolog. Kriterien	1) Sakroiliitis bilateral Grad 2–4 *oder* 2) Sakroiliitis unilateral Grad 3–4

Diagnose liegt vor, wenn das radiol. Kriterium und 1 klin. Kriterium erfüllt sind.

Originalpublikation Van der Linden S et al. Arthritis Rheum. 1984;27(4):361-8.

Die Diagnose SpA gilt als gesichert bei:
- Bilateraler Sakroiliitis Grad 2–4 + einem klinischen Kriterium
- Unilateraler Sakroiliitis Grad 3–4 + einem klinischen Kriterium

Kriterien des entzündlichen Rückenschmerzes (ERS)

Nach Calin[1]	Nach Rudwaleit et al.[2]	ERS-Experten (ASAS)[3]
• Alter bei Beginn < 40 J • Rückenschmerzdauer > 3 Monate • Langsamer Beginn • Morgensteifigkeit • Besserung bei Bewegung	• Morgensteifigkeit > 30 min • Besserung bei Bewegung, aber nicht in Ruhe • Aufwachen in der 2. Nachthälfte wg. Schmerzen • wechselnder Gesäßschmerz	• Alter bei Beginn < 40 Jahre • Langsamer Beginn • Besserung bei Bewegung • Keine Besserung in Ruhe • Nächtliche Schmerzen (Besserung durch Aufstehen)
ERS bei 4/5	ERS bei 2/4	ERS bei 4/5

[1] Calin et al. JAMA 1977; 237:261; [2] Rudwaleit et al. Arthritis Rheum 2006; 54:569-78; [3] Sieper et al. Ann Rheum Dis. 2009;68:784-788

Differenzialdiagnosen

- Andere Spondyloarthritiden
- Entzündl., infektiöse u. degenerative WS-Erkrankungen, z.B. Bandscheibenvorfälle, bakt. Spondylitis, Spondylosis hyperostotica (DISH-Syndrom), Osteoporose
- WS-Schmerz internistischer, neurologischer od. gynäkologischer Genese
- Mono- und Oligoarthritiden anderer Genese

Spondylitis ankylosans (SpA)

Diagnostischer Algorithmus bei SpA*

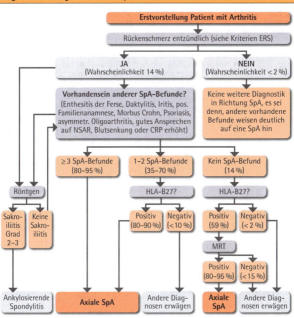

Die Prozentangaben in Klammern geben die Wahrscheinlichkeit des Vorliegens einer SpA an. Bei einer Wahrscheinlichkeit von ≥ 90 % kann die Diagnose SpA als gesichert gelten, bei einer Wahrscheinlichkeit von 80–90 % als wahrscheinlich.

* Mod. nach Rudwaleit M, Sieper J: Diagnose und Frühdiagnose der ankylosierenden Spondylitis (Morbus Bechterew). (Z Rheumatol 2004; 63:193-202)

Labor

Entzündungs-parameter	BSG u. CRP erhöht im akuten Stadium bei 70–80 % der Pat., jedoch trotz Aktivität bei 20–30 % normal
HLA-B27	• Bei 90 % der SpA-Pat. positiv, jedoch auch bei ca. 7 % der Normalbevölkerung • Nicht spezifisch für SpA, bei Spondyloarthritiden häufig nachweisbar • darf seit 1.2.2010 nur nach Aufklärung und Einverständnis bestimmt werden (Gendiagnostikgesetz)

Bildgebung

Das Röntgenbild ist im Frühstadium oft unauffällig, dann MRT indiziert.

Röntgen	• Röntgen der ISG bzw. eine Beckenaufnahme ist Standard bei V.a. SpA • Bei klinischen Symptomen und zur Stadienbeurteilung (nach BASRI = Bath Ankylosing Spondylitis Radiology Index) auch Röntgen der WS • **WS:** Andersson-Läsion (abakterielle Spondylodiszitis, Konturdefekt der Deckplatten), Romanus-Läsion (anteriore Spondylitis, "shiny corner"), Syndesmophyten, Ankylose der Wirbelbogengelenke, Endzustand "Bambusstab-WS" • **Iliosakralgelenke:** anfangs Pseudoerweiterung des Gelenkspalts, ggf. gelenknahe Osteoporose; später verwaschene Gelenkränder, Erosionen, fleckige Randsklerose; Endstadium mit kompletter Ankylose • **Rippen-, Wirbelgelenke:** Arthritiszeichen wie Spaltverschmälerung, Randunschärfe, Ankylose • **Periphere Gelenke:** ggf. Veränderungen ähnlich denen bei RA, knöcherne Ankylose, Kapselossifikation
MRT	Hochsensitiv; auch bei o.B. Rö-Bild im MRT (mit Kontrastmittel) in > 70 % entzündl. Veränderungen der Iliosakralgelenke nachweisbar, STIR-Sequenz meist wegweisend

Graduierung radiologischer Veränderungen bei Sakroiliitis	
Grad	Anzeichen im konventionelle Röntgenbild
0	Keine Veränderungen
1	Verdächtige Veränderungen wie verwaschener Gelenkspalt, Pseudoerweiterung oder geringgradige Sklerosierung
2	Umschriebene Erosionen, deutliche Sklerosierung, unterschiedliche Weite des Gelenkspalts ("Perlschnurbild")
3	Deutliche Erosionen, Verbreiterung od. Verengung des Gelenkspaltes, Ankyloseknospen
4	Ankylose

Spondylitis ankylosans (SpA)

4.2.3 Therapie

Regelmäßige aktive Physiotherapie zur Verhinderung ungünstiger Haltung, zur Verzögerung der Ankylosierung von Gelenken sowie zur Erhaltung der Thoraxbeweglichkeit.

Interdisziplinäre Therapie

Kranken-gymnastik	• Regelmäßig, oft lebenslang erforderlich, Beginn mit der Diagnose • Ziel: Mobilisierung von WS und Thorax • Vermittlung eines häuslichen Übungsprogramms • Ergonomische Beratung (Vermeidung ungünstiger Haltungen)
Physikal. Therapie	Wärmeanwendung, Hydro-, Kryo- und Elektrotherapie (nieder- u. mittelfrequente Stromformen), Ultraschall
Sport-therapie	• Lebenslang erforderlich • Keine Erschütterung, keine Kyphosierung od. einseitig. Belastungen • Schwimmen, Aquajogging, Walking, Langlauf, Volleyball, Badminton
Psychologie	Patientenschulung, Krankheitsbewältigung

Medikamentöse Therapie

Substanz-gruppe	Indikation
NSAR	• Therapie der Wahl; Standard: klassische NSAR; in Studien: gutes Ansprechen auf COX-2-selektive NSAR • Bevorzugt abendliche Einnahme von Retardpräparaten, um nächtlichen Rückenschmerzen vorzubeugen • Näheres → S. 55
Basisthera-peutika	• Bei peripher. Gelenkbefall od. bei frühem entzündlichem Rückenschmerz indiziert, z.B. Sulfasalazin 2–3 g/d (einschleichen!), wenig effektiv sind MTX od. Leflunomid • Keine belegte Wirksamkeit bei Befall des Achsenskeletts
Biologicals	• TNF-α-Inhibitoren wie Infliximab, Etanercept, Adalimumab, Certolizumab pegol und Golimumab (→ S. 50) sind n. Versagen v. mind. 2 NSAR b. schweren therapierefraktären Schmerzen u./od. hoher entzündl. Aktivität indiziert. Explizit zugelassen zur Behandlung der nicht-radiologischen ankylosierenden Spondylitis sind Adalimumab und Certolizumab pegol. • Hohe Wirksamkeit auf Schmerz, Funktion u. Entzündungszeichen
Glukokor-tikosteroide	Nicht indiziert! Nur zur Injektion (siehe unten)

Ggf. Osteoporose-Prophylaxe!

Intraartikuläre/peritendinöse Injektionen

Indikation	Intraartikulär in periphere Gelenke, Sakroiliakalgelenke (CT-, US- oder MRT-gesteuert) bei anhaltenden Schmerzzuständen, peritendinös bei Enthesiopathien
Substanzen	Glukokortikosteroide

Strahlentherapie

Indikation	• Strenge Indikationsstellung, bei therapieresistenten Schmerzzuständen und schweren Verläufen sowie Unverträglichkeit der Therapie mit NSAR, auch bei Enthesiopathie
Art der Bestrahlung	• Radiosynoviorthese: kann bei Befall einzelner peripherer Gelenke indiziert sein • Supportiv evtl. Radonstollentherapie

Chirurgische Therapie

Indikation	Form des operativen Eingriffs
Arthritiden mit Gelenkzerstörung	Synovektomie, Korrekturen, Endoprothetik (Hüftgelenk)
Haltungsverbesserung	Keilosteotomie
Schwere fixierte BWS-Kyphose	Aufrichtungsoperation
Syndrom des „letzten Gelenks"	Spinale Fusion

4.2.4 Krankheitsverlauf

- Individuell sehr variabler Krankheitsverlauf (oft in Schüben), meist über Jahrzehnte. SpA kann in jedem Krankheitsstadium zum Stillstand kommen.
- Schmerz und Ossifikationstendenz korrelieren nicht miteinander, daher sind z.B. hochgradige Dauerschmerzen ohne radiologische Verknöcherung möglich (Entzündung und Ossifikation können an der WS parallel auftreten).
- Milde Verläufe ohne schwere Einsteifung der WS überwiegend bei Frauen.
- In 10–20 % der Fälle progredienter Verlauf mit weitgehender Einsteifung der WS, Risikofaktor: früher Beginn vor dem 18. Lj.
- Prognose quoad vitam gut; prognostisch ungünstige Anzeichen (insbesondere im Hinblick auf die Funktion) sind schwere Einsteifung der WS in ungünstiger Position, Befall des Hüftgelenks, sehr früher Beginn, kein Ansprechen auf NSAR.
- NSAR beeinflussen die radiologische Progression tendenziell positiv (kontinuierliche Einnahme); ein solcher Effekt ist für TNF-α-Inhibitoren bislang nicht nachgewiesen.

Spondylitis ankylosans (SpA)

Dokumentation des Krankheitsverlaufs

Validierte Instrumente zur Beurteilung der Krankheitsaktivität sind BASDAI (Bath Ankylosing Spondylitis Disease Activity Index) und BAS-G (Bath Ankylosing Spondylitis Patient Global Score) als Scores für den allgemeinen Gesundheitszustand. Die Einschränkung der WS-Beweglichkeit lässt sich mit dem BASMI (Bath Ankylosing Spondylitis Disease Metrology Index) bestimmen, die Funktionseinschränkung mit dem BASFI (Bath Ankylosing Spondylitis Functional Index). Aufschluss über bestehende Enthesiopathien gibt der MASES (Maastricht Ankylosing Spondylitis Enthesitis Score). Alle Indizes und Scores finden sich auf http://dgrh.de/klassifikationskriterien.html.

Validierte Dokumentation des Krankheitsverlaufs
(modifiziert nach den Empfehlungen der DGRh)

Üblich ist ein Kontrollintervall v. 3 Monaten, zu Beginn der Behandlung sind ggf. häufigere, bei stabilem Krankheitsverlauf auch seltenere Kontrollen indiziert. Radiologische Kontrollen sind im Verlauf und bei entsprechender Klinik sinnvoll.

Parameter	Assessment-Instrument
Beweglichkeit	Gelenkfunktion nach BASFI
Schmerzen	VAS für WS-/Nachtschmerz (Zeitraum der letzten 2 d)
WS-Mobilität	Schober, Tragus-Wand-Abstand aus BASMI, Thoraxexkursion, Ott
Selbsteinschätzung	VAS[1] (Zeitraum der letzten Woche)
Morgensteifigkeit	Dauer der WS-Steifigkeit, z.B. nach BASDAI
Periphere Arthritiden, Enthesiopathien	Anzahl geschwollener Gelenke im 44 Joint Count, ggf. Enthesiopathien nach MASES
Radiologischer Befund	Röntgen der LWS a.p./lat., HWS lat., Beckenübersicht (radiologisches Scoring z.B. mittels BASRI[2] od. mSASSS[3])
Entzündungsparameter	BSG oder CRP
Fatigue	Einschätzung der Müdigkeit, z.B. nach BASDAI

1) VAS = visuelle Analogskala
2) BASRI = Bath Ankylosing Spondylitis Radiology Index
3) mSASSS = mod. Stokes Ankylosing Spondylitis Spine Score

Therapieevaluation

Responsekriterien unter Therapie
Relative Verbesserung um ≥ 20 % oder ≥ 40 % (ASAS 20/40-Response) und absolute Verbesserung um ≥ 10 auf einer visuellen Analogskala von 0–100 in ≥ 3 der folgenden Bereiche:
• Allgemeinzustand nach Selbsteinschätzung des Pat. • Schmerzen • Beweglichkeit (nach BASFI) • Entzündung (gemessen an der Dauer und Stärke der Morgensteifigkeit)
Zusätzlich keine relative Verschlechterung ≥ 20 % und keine absolute Verschlechterung ≥ 10 auf einer VAS von 0–100 im ggf. verbliebenen Bereich ohne Verbesserung, alternativ BASDAI 50-Response (Besserung d. BASDAI ≥50 %)
Remissionskriterien
Werte < 20 auf einer visuellen Analogskala von 0–100 für alle 4 o.g. Bereiche

4.3 Psoriasisarthritis (PsA)

Synonyma	Arthritis psoriatica, psoriasisassoziierte Arthritis, Arthritis und Spondylitis bei Psoriasis [ICD-Nr. M 0.7*; L 40]
Definition	Chronisch-entzündliche Gelenkerkrankung, die teils destruktiv, teils proliferativ-osteoplastisch verläuft und mit einer Psoriasis assoziiert ist. Es werden mehrere Befallsmuster unterschieden. Haut- und Gelenkbefall korrelieren häufig nicht.
Epidemiologie	• Prävalenz der Psoriasis: in Europa bis 3 % der Bevölkerung; Männer : Frauen = 1 : 1 • 10–20 % der Psoriasis-Pat. entwickeln eine PsA, die der Psoriasis vorausgehen kann oder gelegentlich sogar ohne Hauterscheinungen auftritt • Manifestation v.a. zwischen 30. u.40. Lj., aber in jedem Alter möglich
Ätiologie	• Genetische Disposition (HLA-B27 u. andere); HIV-Infektion kann PsA triggern, dann meist schwer verlaufend • Triggerfaktoren für Psoriasis: Adipositas, Rauchen, Betablocker

Psoriasisarthritis (PsA)

4.3.1 Klinik

Klassifikation klinischer Untergruppen der PsA*

Form	Charakteristika	Häufigkeit
1	Klassische PsA mit Befall der DIP und PIP, typisch: ausschließlicher (Transversaltyp) oder dominierender Befall der DIP	5 %
2	Deformierende, mutilierende Polyarthritis („Teleskopfinger", „Opernglashand") mit Sakroiliitis	5 %
3	Symmetrische Polyarthritis (ähnlich der RA, Rheumafaktor negativ, nie Rheumaknoten)	20 %
4	Asymmetrische Oligoarthritis (meist 1–4 Gelenke befallen), häufig HLA-B27-assoziiert, evtl. Strahlbefall („Wurstfinger" od. „Wurstzehe"), häufig auch Befall des Sternoklavikulargelenks	60 %
5	Achsenskelettbefall mit Sakroiliitis, Spondylitis (ähnlich der SpA, jedoch Tendenz zur Asymmetrie) und nie od. ohne periph. Arthritis, häufig HLA-B27-assoziiert und mit schwerem Psoriasisverlauf	10 %

Mod. nach Moll JMH, Wright V: Psoriatic arthritis. (Semin Arthritis Rheum 1973; 3: 55–78)

Psoriasismanifestation an Haut und Nägeln

Die Psoriasis geht der PsA in ca. 75 % der Fälle voraus (im Mittel 15 J). In ca. 15 % der Fälle treten Hautbeteiligung und Gelenkbefall gleichzeitig auf. In ca. 10 % der Fälle geht die Gelenkerkrankung den Hauterscheinungen voraus.

Hautveränderungen	• Alle Psoriasisformen möglich: Psoriasis vulgaris mit bevorzugtem Befall der Streckseiten; Psoriasis inversa mit bevorzugtem Befall der Beugeseiten; Psoriasis pustulosa; Psoriasis palmoplantaris; generalisierte Erythrodermie • Nicht selten nur gering ausgeprägte Psoriasis, daher gezielte Suche an den Prädilektionsstellen: behaarter Kopf, retroaurikulär, Nabel, Rima ani, Streckseiten von Ellbogen und Knien, Nägel • PASI (Psoriasis Area and Severity Index): Verlaufs- und Therapiebeurteilung der Psoriasis
Nagelveränderungen	• Etwa 80 % der Pat. weisen Nagelbefall auf gegenüber 15–30 % der Pat. mit Psoriasis ohne Gelenkbefall. Nagelveränderungen als einziges Psoriasissymptom möglich! • Bei Befall der DIP sehr häufig psoriatische Nagelveränderungen • Typische Nagelveränderungen: Tüpfelung, Krümelnagel (DD: Mykose), Weißfleckung, Querrillen, subunguale Keratosen am Nagelbett, „Ölflecken" bis zur totalen Onycholyse

4 Spondyloarthritiden

Weitere extraartikuläre Manifestationen

Bewegungsapparat	• Enthesiopathien: v.a. Kalkaneus, Fingerbeuger, Phalangen, Trochanter major, Patella, distale Klavikula • Bursitiden, z.B. an der Achillessehne • Tenosynovitiden, z.B. der Fingerstrecker und -beuger • Synchondritiden, z.B. manubriosternal
Augen	Konjunktivitis, Iridozyklitis
Viszeral	Bei axialer Beteiligung entzündl. Darmveränderungen möglich
Weitere	Sehr selten Amyloidose, Myositis, Aortenklappenbeteiligung, Polychondritis

4.3.2 Diagnostik

Die Diagnose stützt sich hauptsächlich auf Anamnese und klinischen Befund (Psoriasiszeichen!).

Diagnosekriterien nach CASPAR*

Eine PsA kann diagnostiziert werden, wenn Kriterium 1 + mindestens 3 weitere Kriterien gegeben sind.

Kriterium	Klinik
1	Entzündung von Gelenken, WS, Sehnen(ansätzen)
+ zusätzlich mindestens 3 der folgenden Kriterien	
2	Aktuell bestehende Psoriasis an Haut od. Kopfhaut (zählt wie 2 Kriterien)
3	Psoriasis in der Eigenanamnese
4	Psoriasis in der Familienanamnese bei Verwandten 1. od. 2. Grades
5	Aktuell bestehende psoriatische Nagelbeteiligung (typische Nageldystrophie, auch Onycholyse, Lochfraß oder Hyperkeratose)
6	Negativer Rheumafaktor
7	Bestehende Daktylitis mit Strahlbefall eines ganzen Fingers („Wurstfinger")
8	Anamnestisch bekannte Daktylitis
9	Anzeichen einer gelenknahen Knochenneubildung im Röntgenbild der Hände oder Füße (Osteophytenbildung nicht eingeschlossen)

* *Classification criteria for the diagnosis of Psoriatic Arthritis 2005; mod. nach Helliwell PS, Taylor PJ: Classification and diagnostic criteria for psoriatic arthritis. (Ann Rheum Dis 2005; 64 (Suppl II): ii3-ii8)*

Labor

Es gibt keine für die PsA spezifischen Laborparameter.

Entzündungsparameter	BSG und CRP häufig normal
Harnsäure	Häufig ↑, psoriasisassoziiert
HLA-Antigene	• HLA-B27 bei axialem Befall in ca. 35 % positiv • HLA-DR4 häufig bei symmetrischem Befall nachweisbar (diagnostisch nicht erforderlich!)

Bildgebung

Röntgen	• **Periphere Gelenke:** im Gegensatz zur RA häufig Endgelenkbeteiligung, Asymmetrie, meist fehlt eine gelenknahe Osteoporose • Typischer Befund an den peripheren Gelenken: erosiv-destruierende Veränderungen neben Osteoproliferationen („Protuberanzen"), Akroosteolysen mit Pencil-in-Cup-Phänomen, Ankylosen • **Achsenskelett:** Sakroiliitis in 20 %, häufiger asymmetrisch als bei SpA; HWS in bis zu 70 % betroffen, teils erosive Veränderungen wie bei RA, teils ähnlich der SpA; Ausbildung von Parasyndesmophyten an der WS (nicht segmentübergreifende Osteophyten)
Szintigraphie	Nachweis klinisch nicht fassbarer Entzündungsherde; Beurteilung von Krankheitsaktivität u. Verteilungsmuster; zur Therapie- u. Verlaufskontrolle

Differenzialdiagnosen

- RA als wichtigste DD v.a. bei symmetrischem Befall
- Andere Spondyloarthritiden
- Metabolische Arthropathien wie Gicht
- Mono- und Oligoarthritiden anderer Genese

DD zwischen RA und PsA				
	Rheumafaktor	DIP-Befall	Sakroiliitis	Enthesitis
PsA	−	+	Oft asymmetrisch	+
RA	+	−	−	−

4.3.3 Therapie

- Die Lokaltherapie der Psoriasis vermag die Arthritis i.d.R. nicht zu bessern. Durchführung der Therapie mit einem Dermatologen.

4 Spondyloarthritiden

- Die Behandlung des Gelenkbefalls entspricht weitgehend der Therapie bei RA (→ S. 47). Eine Spondylitis psoriatica wird wie eine SpA behandelt (→ S. 67).
- Krankheitsaktivität und Therapiekontrolle wird ähnlich wie bei RA gemessen, zusätzl. PASI (Haut), Lebensqualität (SF-36); am häufigsten eingesetzt modifiziertes ACR20/50/70-Ansprechen, inkl. der distalen Interphalangealgelenke (78 druckschmerzhafte, 76 geschwollene Gelenke) und die Psoriasisarthritis Response Kriterien (PsARC)

Medikamentöse Therapie (mod. n. Gossec L. et al. EULAR Empfehlungen zur Therapie der PsA. Ann Rheum Dis 2012;71:4-12)

Substanzgruppe	Indikation
NSAR	Mittel der 1. Wahl bei Arthritis od. Schmerzen, Gabe: nach Bedarf, selektive COX-2-Hemmer (zeigen den gleichen Effekt wie nichtselektive NSAR): Haut wird nicht beeinflusst
Basistherapeutika	• **Sulfasalazin**: indiziert bei mildem Gelenkbefall (Oligoarthritis), in 40 % auch Hautbesserung, Dosierung 2-3 g/d • **Immunsuppressiva** (Methotrexat, Leflunomid, Ciclosporin): bei aktiver Arthritis; 1. Wahl ist Methotrexat 10-25 mg/W, v. a. bei klinisch relevanter Psoriasis • Kein Effekt auf Enthesitis und Spondylitis
Biologicals	• **TNF-α-Inhibitoren** (Infliximab, Etanercept, Adalimumab, Golimumab, Certolizumab pegol) werden bei Therapieresistenz von mind. 1x DMARD bei PsA eingesetzt oder bei fehlendem Ansprechen bei axialer (mind. 2 NSAR) od. peripherer Beteiligung m. Enthesitis, Daktylitis (nach NSAR und lokaler Steroidapplikation). • **IL-12/-23-Inhibitor** Ustekinumab ist indiziert bei aktiver Psoarisisarthritis und fehlendem Ansprechen gegenüber konventionellen DMARDs (MTX, SSZ) als Monotherapie oder in Kombination mit Methotrexat. Initialdosis 45 mg s.c., Wiederholung nach 4 Wochen, dann alle 12 Wochen. Bei Patienten mit einem KG > 100 kg 90 mg s.c. erwägen. • Hohe Ansprechraten in Bezug auf Gelenksymptomatik und Hauterscheinungen, bei radiologischer Progressionshemmung muss zwischen peripherer und axialer Beteiligung differenziert werden (periphere Progressionshemmung weitestgehend erwiesen für alle Biologika, axial weiter unklar)
Lokale Anwendung von **Glukokortikoiden** wie bei RA, system. Gabe nur in Einzelfällen (mögliches Risiko einer Psoriasis/Hautflares, Risiko für Diabetes ↑)	

Enteropathische Arthritiden 75

4.3.4 Krankheitsverlauf
- Verlauf im Allgemeinen gutartiger als bei RA.
- Etwa 20–30 % der Pat. entwickeln eine schwere, destruktive und deformierende PsA. Risikofaktoren sind: Polyarthritis, hohe Entzündungsaktivität, ausgedehnter Hautbefall, Erstmanifestation im Alter > 60 J., frühe radiologische Veränderungen
- Psoriasis-Pat. haben allgemein ein erhöhtes CVR und Diabetes-Risiko (Vorsorge!).

4.4 Enteropathische Arthritiden

Gelenkentzündungen, die im Rahmen einer chronisch-entzündlichen Darmerkrankung (CED), bei M. Whipple oder nach der Anlage eines intestinalen Bypasses auftreten [ICD-Nr. M07*; L40]

4.4.1 Arthritiden bei CED
Pat. mit M. Crohn und Colitis ulcerosa entwickeln in ca. 25 % zusätzlich eine Arthritis, in etwa 15 % eine Sakroiliitis.

Klinik

3 Manifestationsformen
- Erythema nodosum (→ S. 128) mit Gelenksymptomen
- Mono- od. Oligoarthritis, asymmetrischer Befall großer Gelenke, v.a. untere Extremitäten (Knie, OSG)
- Befall der WS ähnlich einer SpA, meist bilaterale, häufig asymptomatische Sakroiliitis

Gelenkdestruktion selten, Arthritis häufig synchron zur Darmentzündung (bei M. Crohn enger gekoppelt als bei Colitis ulcerosa), Spondylitis bzw. Sakroiliitis korreliert hingegen nicht mit Darmsymptomen.

Cave: Arthrits kann Darmsymptomatik vorausgehen – anamnestisch immer nach Bauchschmerzen, Durchfällen, analem Blut- u. Schleimabgang fragen! Bei Kombination Darmfistel mit Oligoarthritis immer an M. Crohn denken.

Diagnostik

Labor	BSG ↑, BB: Leukozytose, Anämie, evtl. Thrombozytose
Bildgebung	Röntgen bzw. MRT bei V.a. Sakroiliitis
Ggf. Koloskopie	

Differenzialdiagnosen

Reaktive postenteritische Arthritiden, rheumatisches Fieber, RA, Gicht

Therapie

Therapie der Grundkrankheit bessert auch die Arthritis.
- **NSAR:** Cave: Verschlechterung der enteralen Symptome möglich!
- **Glukokortikoide:** intraartikulär od. oral
- **Sulfasalazin:** bessert Darmsymptome u. Arthritis
- Ggf. Azathioprin, MTX, bei schweren Verläufen Infliximab o. Adalimumab

4.4.2 Weitere enteropathische Arthritiden

Arthritis bei Zöliakie (glutensensitive Enteropathie)	• Gelenkbeteiligung bei bis zu 30 % der Pat. mit Zöliakie, v.a. Hüfte, Knie, Schultern u. LWS befallen • **Diagnostisch richtungsweisend:** IgA-AK gegen Gliadin, Endomysium u. Gewebs-Transglutaminase, Dünndarmbiopsie • **Therapie:** lebenslang glutenfreie Diät bessert Darm- und Gelenksymptome, ggf. NSAR
M. Whipple (Lipodystrophia intestinalis)	Bakteriell (durch Tropheryma whippelii) induzierte Darm- und Multisystemerkrankung, die hauptsächlich Männer befällt und unbehandelt fast immer tödlich verläuft • Malabsorption, Durchfälle, Gewichtsverlust, häufig Fieber, LK-Schwellung, Herz, ZNS-Beteiligung möglich • **Gelenkbefall:** meist migratorische, akute, sehr schmerzhafte Oligo- od. Polyarthritis, seltener Sakroiliitis; bei Arthritis mit Fieber an M. Whipple denken – kann Darmsymptomen um Jahre vorausgehen! • **Diagnostisch richtungsweisend:** Dünndarmbiopsie mit Nachweis PAS-positiver Einschlüsse in Makrophagen • **Therapie:** 1. Induktion: Ceftriaxon i.v. für 2 W; 2. Erhaltung: Cotrimoxazol p.o. für 1 Jahr; alternative Erhaltungstherapie: Doxycyclin 200 mg/d + Hydroxychloroquin 3× 200 mg/d p.o. für ≥ 1J
Intestinale Bypass-Arthritis	Nach Jejunokolostomie bzw. Jejunoileostomie im Rahmen der Adipositaschirurgie treten bei 20–40 % der Operierten Arthritiden, Arthralgien, Myalgien und Tendosynovitiden auf. Befall oligo- bis polyartikulär und symmetrisch, meist Hände und Füße betroffen; zusätzlich oft Fieber und makulopapulöses Exanthem (häufig Rezidive). **Therapie:** NSAR, Glukokortikoide, Antibiotika

5 Reaktive und infektiöse Arthritiden

5.1 Reaktive Arthritiden

Postinfektiöse entzündliche Gelenkerkrankungen, die Tage bis Wochen später als Zweiterkrankung v.a. nach einem gastrointestinalen, urogenitalen oder seltener nach respiratorischen Infekt auftreten. Definitionsgemäß lässt sich der Erreger im Vergleich zur septischen Arthritis aus der Synovialflüssigkeit nicht anzüchten. Genetische Prädisposition, 60–80% der Pat. sind HLA-B27-positiv; M = F [ICD-Nr. M02, M02.3 für das urethro-konjunktivale-synoviale Syndrom].

Typische Erreger, die eine reaktive Arthritis auslösen können	
Infekt im	Mögliche Erreger
Urogenitaltrakt	Chlamydia trachomatis*, Ureaplasma urealyticum, Mycoplasma hominis, Neisseria gonorrhoea, Gardnerella vaginalis
Gastrointestinaltrakt	Yersinia enterocolica*, Salmonellen*, Shigella flexneri*, Campylobacter*, Clostridium difficile*, Brucellus abortus
Respirationstrakt	Streptokokken, Chlamydia pneumoniae*, Mycobacterium tuberculosis

Meist HLA-B27 positiv (nach Rihl, Kuipers: Reaktive Arthritis, Z Rheumatol 2010 69:864-70)

Zu den Verursachern reaktiver Arthritiden zählen außerdem
- β-hämolysierende Streptokokken (rheumatisches Fieber, → S. 80)
- Borrelien (Lyme-Borreliose, → S. 83)
- Verschiedene Viren (virusbedingte Arthritiden, → S. 85)

5.1.1 Klinik

Die verursachende Primärinfektion kann klin. inapparent verlaufen (bei Chlamydien z.B. in 50–90 %).

Typische Gelenksymptome
- Akut bis subakut einsetzende Mono- oder Oligoarthritis mit asymmetrischem Befallsmuster, bevorzugt große Gelenke der unteren Extremitäten betroffen
- Strahlbefall, sog. Daktylitis
- Akute Sakroiliitis
- Enthesiopathie (meist Achillessehne betroffen, aber auch im Bereich der Crista iliaca)

Mögliche Begleitsymptome
- Ggf. Anzeichen der Ausgangsinfektion (z.B. Enteritis, Urethritis)
- Fieber, Abgeschlagenheit
- Selten auch Beteiligung innerer Organe, z.B. Karditis, Aortitis, Pleuritis

5 Reaktive und infektiöse Arthritiden

Sonderform urethro-konjunktivales-synoviales Syndrom

Synonyma: M. Reiter, Reiter-Syndrom
M : F = 20 : 1. Spezifische Manifestationsform einer reaktiven Arthritis, die zu den Spondyloarthritiden gezählt wird (HLA-B27 in 80 % positiv, familiäre Häufung) und mit folgenden Symptomen einhergeht:
- **Urethritis** (fast immer vorhanden, 1. Symptom, weitere Symptome meist 14 d später)
- **Gelenksymptome** einer reaktiven Arthritis
- **Augenbeteiligung:** Konjunktivitis, Iritis
- **Haut- und Schleimhauterscheinungen:** evtl. psoriasiforme Dermatitis, Keratoderma blenorrhagicum (psoriasiforme bis schwielenartige Hautveränderungen, v.a. plantar, auch palmar), Balanitis circinata (randbetonte psoriasiforme Erytheme der Glans penis), aphthöse Läsionen im Mund, Erythema nodosum

Klassische Reiter-Trias: Urethritis, Arthritis, Konjunktivitis

5.1.2 Diagnostik

Anamnese ist entscheidend für die Diagnose! Vorangegangene Infekte? Stuhlgangunregelmäßigkeiten? Hautausschlag? Augenentzündung? Neuer Sexualpartner? Zeckenbiss (als Hinweis auf Lyme-Borreliose)? In mind. 20 % der Fälle keine vorangegangene Infektion nachweisbar.

Diagnosekriterien*
Gesicherte reaktive Arthritis, wenn die Kriterien 1 + 3 od. 4 od. 6 zutreffen. Wahrscheinliche reaktive Arthritis, wenn die Kriterien 1 + 2 u./od. 5 zutreffen.
1 Asymmetrische Oligoarthritis der unteren Extremität, v.a. Knie- u. Sprunggelenk
2 Anamnestisch Darminfekt oder HWI u./od. typische klinische Symptome
3 Nachweis der Erreger an der Eintrittspforte, z.B. durch Urethralabstrich
4 Serologischer Nachweis (4facher Titeranstieg spezifischer IgM-, IgG- u./od. IgA-AK)
5 HLA-B27 positiv
6 Nachweis von Erregerbestandteilen mittels PCR od. spezifischer monoklonaler AK (noch nicht für die Routinediagnostik geeignet)

* nach Dt. Gesellschaft für Rheumatologie Kommission "Qualitätssicherung" - Genth E et al.: Qualitätssicherung in der Rheumatologie. (Steinkopff 2007; 2. Aufl.)

Labor: Entzündungsparameter?, ggf. HLA-B27 positiv (Nachweis ist diagnostisch nicht beweisend!), Erregernachweis (siehe Tab.) entweder an der Eintrittspforte oder intraartikulär v. Erregerbestandteilen
Synoviaanalyse: entzündlicher Erguss mit hohem Granulozytenanteil, evtl. Nachweis sog. Reiter-Zellen (Monozyten mit phagozytierten Granulozytenkernen)

Erregerdiagnostik bei V.a. reaktive Arthritis*

Erreger	Erregernachweis	Serologie
Yersinien	Kultur aus Stuhlprobe (Nachweis gelingt nur in 15–60 %, da Infektion zum Zeitpunkt der Arthritis bereits abgeklungen), ggf. Darmbiopsie, Salmonellen-Dauerausscheider	Bakterienagglutinationstest (Widal), ELISA, Immunoblot, IgG- u. IgA-AK
Salmonellen		Bakterienagglutinationstest (Widal)
Shigellen		Nicht sinnvoll
Campylobacter jejuni		Komplementbindungsreaktion
Chlamydia trachomatis	Kultur aus Urethral-/Zervikalabstrich, Morgenurin (Antigennachweis durch PCR)	Enzymimmunoassay, indirekter Immunfluoreszenztest, ELISA, IgG- u. IgA-AK (Sensitivität bei positiver Serologie ca. 70 % wegen hoher Durchseuchung)
Chlamydia pneumoniae	Ggf. Kultur aus bronchoalveolärer Lavage	ELISA

*Modifiziert nach Dt. Gesellschaft für Rheumatologie Kommission "Qualitätssicherung" - Genth E et al.: Qualitätssicherung in der Rheumatologie. (Steinkopff 2007; 2. Aufl.)

Wegweisend kann der intraartikuläre Erregernachweis mittels PCR sein, dieser ist jedoch nicht für alle Erreger optimiert; bezüglich der Serologie: Eine isolierte IgM-Erhöhung bei 2, zeitlich ca. 4–6 Wochen auseinanderliegenden Kontrollen hat keine Beweiskraft.

5.1.3 Differenzialdiagnosen

SpA mit peripherem Gelenkbefall, PsA, enteropathische Arthritiden, RA, M. Behçet, Lyme-Arthritis, infektiöse Arthritiden, Löfgren-Syndrom, Gicht

5.1.4 Therapie

- **Antibiotische Infektsanierung:** nur bei nachgewiesenem Infekt, beeinflusst nicht den Verlauf der Arthritis; Mitbehandlung des Partners, bei Chlamydia trachomatis entweder Doxycyclin 2x 100mg/d für 1 W oder Azithromycin 1g p.o. als Einzeldosis.
- **Arthritistherapie:** physikalische Therapie (Kryotherapie bei akuter Arthritis); NSAR; Glukokortikoide p.o. bei hochakuten Verläufen od. Iridozyklitis; Basistherapeutika bei chron. Verläufen (Sulfasalazin, bei Therapieresistenz auch MTX)

5.1.5 Prognose

In 60–80 % der Fälle Ausheilung innerhalb von Monaten bis zu einem Jahr, ansonsten rezidivierend, in 5 % auch chronisch, v.a. bei schweren Verläufen, Sakroiliitis und positivem HLA-B27-Wert, die Entwicklung einer SpA ist dann möglich.

5 Reaktive und infektiöse Arthritiden

5.2 Rheumatisches Fieber und Poststreptokokken-Arthritis

Das rheumatische Fieber ist eine entzündliche Systemerkrankung nach durchgemachter Infektion mit β-hämolysierenden Streptokokken der Gruppe A, die Gelenke, Herz, ZNS und Haut betreffen kann. Die Poststreptokokken-Arthritis ist eine abortive Verlaufsform mit ausschließlicher Gelenkbeteiligung. Der vorausgehende Racheninfekt verläuft in 20–30 % der Fälle asymptomatisch. In Europa selten, bei Erwachsenen häufig nur Poststreptokokken-Arthritis [ICD-Nr. I00].

5.2.1 Klinik

- **Migratorische Polyarthritis** für 1 W mit bevorzugtem Befall der großen Gelenke (Knie, Sprunggelenk, Ellbogen, Handgelenk)
- **Pankarditis (Endo-, Myo- u. Perikarditis):** Neu aufgetretenes Herzgeräusch? Perikardreiben? Herzrhythmusstörungen (HRST)?
- **Erythema anulare:** stammbetonte, schmerzlose, nicht juckende ringförmige Erytheme (nur in 10 %)
- **Chorea minor:** unkontrollierte Bewegungen, v.a. der Hände, „Ungeschicklichkeit", meist erst nach Monaten

5.2.2 Diagnostik

Diagnosekriterien des rheumatischen Fiebers (Jones-Kriterien der American Heart Association 1992): Die Diagnose kann gestellt werden, wenn 2 Hauptkriterien oder 1 Haupt- und 2 Nebenkriterien vorliegen und eine vorausgegangene Infektion mit β-hämolysierenden Streptokokken nachgewiesen ist.

Hauptkriterien	Nebenkriterien
Polyarthritis	Fieber
Karditis	Arthralgien
Subkutane Knötchen	BSG u./od. CRP ↑
Erythema anulare	Verlängerte PQ-Zeit im EKG
Chorea minor	

- **Labor:** Entzündungsparameter ↑ (bei Normwerten nahezu unwahrscheinlich), Nachweis AK-Titeranstieg von Streptolysin-O od. -L, (Hyaluronidase, DNase-B, NADase, Streptokinase: meist keine Routinediagnostik)
- **Rachenabstrich** mit positivem Nachweis von β-hämolysierenden Streptokokken (gelingt in ca. 50 %)

Bakterielle Arthritiden 81

5.2.3 Differenzialdiagnosen
SpA mit peripherem Gelenkbefall, PsA, enteropathische Arthritiden, RA, M. Behçet, Lyme-Arthritis, virusbedingte Arthritiden, infektiöse Arthritiden, juvenile idiopathische Arthritis

5.2.4 Therapie
- **Antibiose:** Penicillin V p.o. od. Benzathin-Penicillin i.m., alternativ Erythromycin
- **Antiinflammatorische Therapie:** ASS, bei Karditis Glukokortikoide
- **Rezidivprophylaxe mit Penicillin**

5.3 Bakterielle Arthritiden

Synonyma: infektöse Arthritiden, septische Arthritiden, eitrige Arthritiden
Hämatogen infolge Bakteriämie (meist respiratorisch, aber auch aus Haut, Magen-, Darm- od. Urogenitaltrakt), exogen (durch Trauma, OP oder Injektion) oder durch Fortleitung einer gelenknahen Osteomyelitis entstandene akute, meistens bakterielle Gelenkentzündung.
In 95 % der Fälle handelt es sich um eine Infektion durch Staphylococcus aureus (> 50 %) oder epidermidis, Enterokokken, Streptokokken, Gonokokken oder gramnegative Stäbchen (Pseudomonas, Proteus, Serratia). Immer häufiger treten auch Probleme mit multiresistenten Keimen auf, v.a. MRSA. Prädisponierend wirken vorbestehende Gelenkschäden (z.B. bei RA), eine reduzierte Infektabwehr (z.B. Diabetes mellitus, hämatolog.-onkolog. Erkrankungen, immunsuppressive Therapie, v.a. Glukokortikoide, Biologika, weniger DMARDs), systemischen Infektionen (z.B. Endokarditis) und offene Verletzungen sowie Gelenkeingriffe [ICD-Nr. M00].
Eine Monarthritis gilt bis zur Stellung einer anderen Diagnose als potentiell infektiös.
Cave: Eine bakterielle Gelenkbesiedelung stellt immer einen Notfall dar, da innerhalb weniger Tage schwere, irreversible Gelenkschäden entstehen können! Schnelle Diagnose binnen 24 h erforderlich! Amputationen und letale Verläufe möglich.

5.3.1 Klinik
- **Akute Arthritis eines (90 %) oder mehrerer Gelenke:** Erguss, Schwellung, Rötung, Überwärmung, Schmerzen und Funktionseinschränkung. Meist Mono- oder Oligoarthritis, Knie >> Hüfte > Schulter betroffen. **Cave:** Unter Immunsuppression oder bei rheumatischer Grunderkrankung kann es zu chron. Gelenkinfektionen kommen mit evtl. unauffälligem Lokalbefund!
- **Allgemeinsymptome:** intermittierendes hohes Fieber (evtl. nur subfebrile Temperaturen), Schüttelfrost, reduzierter AZ („todkranker Pat."), evtl. Petechien, Tachypnoe, Tachykardie, Bewusstseinstrübung

Spezielle Gelenkinfektionen

Arthritis durch	Klinik	Spezielle Diagnostik	Therapie
Gonokokken	Jüngere Erwachsene, F > M, häufig Polyarthritis, Tenosynovitis, häufig Arthritis-Dermatitis-Syndrom mit hämorrhagischen Papeln an den Extremitäten	Abstrich von Urethra u./od. Cervix	Ceftriaxon i.v.
Brucellen	Berufsinfektion bei Tierkontakt (z.B. Tierarzt, Metzger), häufig Sakroiliitis, migratorische Arthritis	Erregernachweis aus Blut, Knochenmark, Lymphknoten; Brucella-AK-Titer	Ruhigstellung, Antibiose (Rifampicin + Doxycyclin)
Mycobacterium tuberculosis	Meist hämatogen infolge Organtuberkulose, ältere u./od. multimorbide Pat., oft schleichender Verlauf, chron. Monoarthritis (v.a. Knie, Hüfte), Spondylitis, Schmerzen können fehlen	Synovialbiopsie zur Erregeranzüchtung od. zum Nachweis von DNA durch PCR, ggf. eingehende klinische Diagnostik zur Herdsuche	Antituberkulöse Kombinationstherapie (INH + RMP + PZA + SM od. EMB), bei Spondylitis Ruhigstellung

Sonderformen

- **Bakterielle Sakroiliitis** (meist einseitig): häufig bei Frauen nach gyn. Erkrankung bzw. Eingriff (z.B. Abort, Abrasio), Fieber, starker Gesäß- u. Hüftschmerz, Bewegungseinschränkung der LWS
- **Bakterielle Spondylitis:** meist ältere Pat. > 50 J, lokalisierter WS-Schmerz (v.a. LWS), Schonhaltung, dumpfer Nachtschmerz, akute Form mit sept. Temperaturen od. chron. Form mit Müdigkeit, Gewicht ↓ u. subfebrilen Temperaturen, selten neurolog. Ausfälle

Cave: Die infektiöse Spondylitis wird aufgrund der häufig diskreten Symptomatik meist unterschätzt!

5.3.2 Diagnostik

- **Labor:** BSG ↑, CRP oft > 20 mg/l (reagiert schneller als BSG, Frühdiagnostik, Therapieansprechen), BB: meist Leukozytose mit Linksverschiebung
- **Synoviaanalyse:** purulenter Erguss (grünlich, rahmig/flockig, Viskosität ↓, Zellzahl > 50.000/µl, Neutrophile > 90 %), Eitererreger nachweisbar (positive Bakterienkultur oder mikroskopischer Nachweis nach Gramfärbung in der Synovialflüssigkeit)

Lyme-Arthritis

Wichtig: Immer bakteriologische Untersuchung des Gelenkpunktats (aerobe und anaerobe Kultur) sowie Antibiogramm anfordern, idealerweise Blutkulturflaschen verwenden! Wenn möglich immer vor Beginn der Antibiose!
- **Bildgebung:** ggf. Röntgen, MRT oder Szintigrafie zur Verlaufsbeurteilung (Gelenk- oder Knochendestruktion, Osteomyelitis, Abszedierung); Röntgen-Frühzeichen: Weichteilschwellung, Ergussbildung, Anhebung des subkutanen Fettgewebes

5.3.3 Differenzialdiagnosen

Alle akuten Mono- oder Oligoarthritiden, z.B. Gicht und andere metabolische Arthropathien, reaktive Arthritiden, PsA, RA, Trauma

5.3.4 Therapie

- **Je früher therapiert wird, desto besser das Outcome.** Bei hochgradigem Verdacht (Klinik, BSG ↑, Punktion) nicht das Antibiogramm abwarten, sondern Therapie einleiten. Bei V.a. septische Arthritis keine Glukokortikoide!
- **Antibiose i.v.** für mindestens 2–4 W, Beginn mit Breitspektrumantibiotikum (z.B. Ampicillin + Sulbactam od. Cephalosporin), dann je nach Antibiogramm
- **Lokaltherapie:** wiederholte Punktionen oder kontinuierliche Saugdrainage zur Eiterentleerung, ggf. operative Revision (Arthroskopie od. offen, adjuvante lokale Antibiose mit Schwämmen od. Ketten)
- **Physikal. Therapie:** kurzfristige (!) Ruhigstellung (Thromboseprophylaxe!); Kryotherapie
- **Physiotherapie:** frühzeitig und intensiv, um Funktionsdefizite zu vermeiden

5.4 Lyme-Arthritis

Synonyma: (Lyme-)Borreliose, Borrelien-Arthritis
In Stadien verlaufende, entzündliche Gelenkerkrankung, die durch Borrelia burgdorferi ausgelöst und durch Zecken übertragen wird; ähnelt einer reaktiven Arthritis, kann aber auch als Multisystemerkrankung mit Befall von Haut, Nervensystem, Gelenken, Muskeln und Herz ablaufen [ICD-Nr. A69.2].

5.4.1 Klinik

- In 40–60 % 3–30 d nach Zeckenstich Erythema migrans als pathognomonische Erstmanifestation; Cave: Zeckenstich ist nicht immer erinnerlich!
- **Gelenkbefall:** variables Bild, meist Mono- oder Oligoarthritis großer u./od. kleiner Gelenke (in 80 % Knie betroffen); intermittierender Verlauf, häufig schmerzarme Monoarthritis mit ausgeprägtem Erguss, aber auch sehr schmerzhafte Arthralgien möglich; häufig Baker-Zysten
- Weitere Symptome siehe Tab.

5 Reaktive und infektiöse Arthritiden

Stadien der Lyme-Borreliose

	Frühmanifestationen		Spät-manifestationen
	Stadium 1 (lokal)	**Stadium 2 (disseminiert)**	**Stadium 3 (chronisch)**
	Nach mind. 10 d bis Wochen	*Nach Wochen bis Monaten*	*Nach Monaten bis Jahren*
Allgemeinsymptome	Fieber, Müdigkeit, grippeähnliche Symptome	Müdigkeit, Leistungsknick	Müdigkeit, Erschöpfung
Haut	Erythema migrans, Lymphadenopathie	Flächige Erytheme, Borrelien-Lymphozytom	Acrodermatitis chronica atrophicans, sklerodermieähnliche Läsionen (Morphea)
Augen		Konjunktivitis, Iritis, Panophthalmie	Keratitis
Bewegungsapparat	Myalgien, Polyarthralgien	Wechselnde Arthralgien, migrator. Mono-, Oligoarthritis, Myositis, cerebelläre Ataxie	Chron. Mono-, Oligoarthritis (v.a. Knie), Enthesiopathie
Nervensystem	Kopfschmerzen	Meningoradikulitis (Bannwarth), periph. Fazialisparese (evtl. bds.), Meningoenzephalitis, Myelitis	chron. Enzephalomyelitis, Polyneuropathie
Herz		Perimyokarditis mit AV-Block	Kardiomyopathie
Es besteht ein Organotropismus der verschiedenen B. burgdorferi-Spezies, B. burgdorferi senso stricto, z.B. Gelenke.			

5.4.2 Diagnostik

Anamnese und Klinik stehen im Vordergrund, die Serologie dient nur der Bestätigung! Nach vorangegangenem Zeckenstich, Erythema migrans, neurologischen Störungen (charakteristisch: Meningoradikulitis) fragen.
- **Labor:** BSG nur gering ↑, BB: Anämie, Leukozytose, Linksverschiebung
- **Serologie:** ELISA als Suchtest, Bestätigung (bzw. Ausschluss) positiver bzw. grenzwertiger Befunde durch Immunoblot, nicht als Verlaufskontrolle geeignet

Virusbedingte Arthritiden

Serologie bei Lyme-Arthritis (nach Dt. Gesellschaft für Rheumatologie Kommission "Qualitätssicherung" - Genth E et al.: Qualitätssicherung in der Rheumatologie [Steinkopff 2007; 2. Aufl.])

	ELISA	Spezifische Banden im Immunoblot
Frühe Immunantwort (frühestens 1–2 W nach Symptombeginn)	IgM-AK + IgG-AK +	p41 (Flagellin, 41 KD) p41 intern (14 KD) OspC (25 KD)
Späte Immunantwort	IgG-AK +	p100 (100 KD) p41 (Flagellin, 41 KD) OspA (31 KD) OspB (34 KD)

Osp = outer surface protein, KD = Kilodalton
Ein negativer IgG-Befund im ELISA schließt eine Lyme-Arthritis weitgehend aus.

- **Gelenkpunktat:** kein direkter Erregernachweis, jedoch evtl. Nachweis von Borrelien-DNA nach PCR

5.4.3 Differenzialdiagnosen

Reaktive Arthritiden, PsA, virusbedingte Arthritiden, seronegative RA, metabolische Arthropathien, z.B. Gicht, Löfgren-Syndrom

5.4.4 Therapie

- **Stadium 1:** Doxycyclin, Cefuroximaxetil oder Amoxicillin p.o.
- **Ab Stadium 2:** Ceftriaxon oder Penicillin G i.v.
- **Arthritistherapie:** NSAR, Glukokortikoide intraartikulär

5.4.5 Prognose

Die Erkrankung kann in jedem Stadium spontan ausheilen oder durch entsprechende antibiotische Therapie zur Ausheilung gebracht werden. Nur wenige haben einen chronischen Verlauf trotz mehrfacher antibiotischer Therapie.

5.5 Virusbedingte Arthritiden

Synonym: parainfektiöse Arthritis
Häufige teils zu den reaktiven, teils zu den infektiösen Arthritiden zählende Gelenkentzündungen bzw. Arthralgien; Erreger im Gelenk meist nicht nachweisbar; i.d.R. selbstlimitierender Verlauf u. komplette Ausheilung [ICD-Nr. M01.4 für Röteln, M01.5].

5.5.1 Klinik

V.a. eine virusbedingte Arthritis besteht insbesondere dann, wenn **gleichzeitig (hohes) Fieber**, eine **Lymphadenopathie** sowie ein **Exanthem** bestehen. Sehr variables Bild, abhängig vom auslösenden Erreger, von flüchtigen Arthralgien bis hin zu schweren, mehrere Wochen anhaltenden Arthritiden.

Übersicht über die wichtigsten virusbedingten Arthritiden

Erreger	Klinik
Parvovirus B19 (Ringelröteln)	Akute migratorische Arthralgie, auffällige Diskrepanz zwischen heftigsten Schmerzen u. diskretem klin. Befund
Hepatitis B	Meist akute, symmetrische, migratorische Polyarthritis v.a der Fingergelenke, Arthritis klingt meist mit Auftreten des Ikterus wieder ab
Hepatitis C	Ähnlich RA, evtl. Assoziation mit kryoglobulin. Vaskulitis od. Therapie mit Interferon α
Rubella (Röteln, auch nach Impfung beschrieben!)	Akute, symmetr. Polyarthritis v.a. der Finger-, Hand- und Kniegelenke, selten Chronifizierung und auch Destruktionen möglich, Gelenksymptome meist 1 W vor Hautsymptomen
HIV	Vielfältiges klinisches Bild: asymmetrische Oligo- oder Polyarthritiden, Enthesiopathien, Myalgien, Sakroiliitis, PsA, Sicca-Symptomatik, septische Arthritiden
HTLV-1 und Alphaviren	Alphaviren können auch chron. Arthritiden hervorrufen (Reiseanamnese!)

5.5.2 Diagnostik

Die Diagnose wird primär anhand Anamnese und Klinik gestellt.
- **Labor:** evtl. BSG ↑, BB: häufig reaktive Lymphozytose
- **Serologie:** ELISA, PCR, Immunblots, diagnostisch richtungsweisend, aber nicht immer verlässlich; IgM u. IgG: IgG zeigt zurückliegende Infektion, nur IgM meist falsch pos. Befund
- **Synoviaanalyse:** je nach Erreger granulozytäres oder lymphozytäres Exsudat, Zellzahl 10.000–25.000/μl

Differenzialdiagnosen: reaktive und infektiöse Arthritiden, frühe RA, Kollagenosen

5.5.3 Therapie

Meist keine spezif. Ther. möglich; ggf. Therapie der Grundkrankheit, NSAR, Schonung.

6 Kollagenosen

Synonym: Bindegewebserkrankungen
Es handelt sich um eine Gruppe von chronisch systemischen Autoimmunerkrankungen, die sich vorzugsweise am Bindegewebe abspielen (bei Frauen häufiger).
Typisch: Nachweis antinukleärer Antikörper (ANA), Beteiligung innerer Organe, sehr variabler Verlauf.
Zu den Kollagenosen im engeren Sinne zählen:
- Systemischer Lupus erythematodes (SLE)
- Systemische Sklerose (SSc; Unterscheidung in limitierte und diffuse Form)
- Dermatomyositis und Polymyositis
- Mischkollagenosen (Overlap-Syndrom)
- Sjögren-Syndrom

6.1 Diagnostik

Labor	
Entzündungsparameter	BSG, CRP
Blutbild	Diff-BB, Retikulozyten
Nierenwerte	Krea, Harnstoff, Harnsäure
Leber- u. Muskelenzy.	GPT, GOT, γ-GT, AP, LDH, CK, ggf. Troponin
Gerinnung	Quick, PTT, PTZ, Antiphospholipid-AK
Autoantikörper	• ANA, bei V.a. SLE zusätzlich Anti-ds-DNA-AK • ENA-Differenzierung, wenn ANA positiv
Weitere Parameter	Elektrolyte, BZ, Gesamteiweiß, Elektrophorese, Komplementfaktoren, ggf. BNP
Urin	Urinstatus mit Sediment, 24-h-Sammelurin (Kreatin-Clearance, Eiweiß, Elektrophorese)
Bildgebung	
Röntgen	Thorax in 2 Ebenen
Sonografie	Abdomen
Funktionsdiagnostik (ergänzend bei klin. Symptomatik)	
Herz	EKG, Echo (z.T. Rechtsherz-Echo vorrangig), Kardio-MRT
GI-Trakt	Ösophagusmanometrie
Gefäße	Kapillarmikroskopie

# 6 Kollagenosen

6.2 Systemischer Lupus erythematodes (SLE)

Synonyma	Lupus erythematodes disseminatus (LED) [ICD-Nr. M 32]
Definition	Chronisch-entzündliche, system. Autoimmunerkrankung, die aufgrund einer lokal od. systemisch ablaufenden Vaskulitis Haut u. Gelenke, Nieren, Nervensystem u. seröse Häute, viszerale Organe des menschlichen Körpers befallen kann u. variabel verläuft
Epidemiologie	• Prävalenz: etwa 50 Erkrankungen/100.000; Frauen : Männer = 9 : 1 • Erkrankungsbeginn meist im gebärfähigen Alter, late onset SLE nach dem 55. Lj. (hier Frauen : Männer = 2 : 1)
Ätiologie	• Unklar; Störung der Immunregulation mit überschießender Aktivität der B-Zellen und red. regulatorischer T-Zell-Aktivität, beeinträchtigte Apoptosevorgänge, Apoptose ↑, Abtransport d. Materials ↓ • Assoziation mit HLA-DR2 und -DR3, familiäre Häufung • Induktion durch Umweltfaktoren wie UV-Strahlung, daher gehäuftes Auftreten im Sommer, medikamenteninduziert

Kutane Verlaufsformen des Lupus erythematodes

Verlaufsform	Klinik
Kutaner Lupus erythematodes (Chronischer Lupus erythematodes, CLE)	• Provozierbar durch Sonnenlicht • LE chronicus discoides (CDLE): in 90 % Kopf betroffen • LE chronicus disseminatus: Kopf, Rumpf und Oberarme betroffen • Günstige Prognose, in 5 % Übergang in SLE
Subakuter kutaner Lupus erythematodes (SCLE)	• Hinsichtlich Klinik und Prognose Mittelstellung zwischen CLE und SLE • Hautveränderungen, zusätzlich allgemeines Krankheitsgefühl, Arthralgien, Myalgien, evtl. Sjögren-Syndrom, selten Nierenbeteiligung • Labor: häufig HLA-DR3 und Anti-Ro (SS-A) positiv, ANA häufig positiv, Anti-ds-DNA meist negativ

Systemischer Lupus erythematodes (SLE)

6.2.1 Klinik

Symptome des SLE*

Allgemeinsymptome	• Fieber (selten über 38,5 °C, oft kontinuierlich) • Verschlechterung des Allgemeinzustands • Gewichtsverlust
Haut	• Schmetterlingserythem im Gesicht, Sonnenempfindlichkeit (Exanthem nach Lichtexposition!), Alopecia areata, polytope Erytheme, diskoid, bullös, makulopapulös, hypertrophisch, Pannikulitiden
Schleimhäute	• Mukosale Ulzera am harten Gaumen, auch nasal, meist nicht schmerzhaft • Sicca-Symptomatik: v.a. Augen- und Mundtrockenheit, ggf. auch Atemwege, GI- oder Urogenitaltrakt betroffen
LK	• Lymphadenopathie
Muskeln u. Gelenke	• Arthritiden, v.a. der PIP-Gelenke, auch Mono-/Oligoarthritis großer u. kleiner Gelenke, Arthralgien, Jaccoud-Arthropathie: Fehlstellungen durch Bänderschwäche, keine destruierende Arthritis, Myalgien, Myositis
Herz	• Perikarditis (auch anamnestisch): Angina pectoris, Dyspnoe • Koronaritis • Libman-Sacks-Endokarditis
Lunge	Pleuritis (auch anamnest.): Husten, inspirat. Thoraxschmerz, Dyspnoe
Gefäße	Raynaud-Phänomen: Absterben der Finger bei Kälte od. Stressreizen, Weißwerden, anschließend Blauverfärbung, danach Rötung (Tricolore-Zeichen)
Niere	Nephritis: Hämaturie, Urinschäumen, Urinverfärbung, Beinödeme, Hypertonie
Nervensystem	• Periphere Nervenläsionen, Mononeuritis mulitplex • Epilepsie • Querschnittsmyelitis • Psychose • Kognitive Leistungsminderung
Blut/Gerinnung	• Thrombopenie: Petechien, Blutungen • Hämolytische Anämie: Blässe, Leistungsminderung • Antiphospholipid-Syndrom: arterielle Embolien, venöse Thrombosen, Apoplexie, Hämorrhagien, zusätzlich Schwangerschaftskomplikationen (Aborte nach 10. SS-Woche)

Häufigkeit der Symptome bei SLE

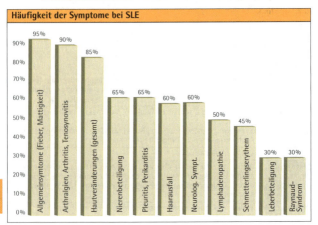

6.2.2 Lupusnephritis

Bedeutsame Organmanifestation eines SLE, die prognostisch bestimmend ist für Mortalität und Morbidität. Sie tritt bei ≥ 40 % der Patienten auf und verläuft klinisch lange stumm. Daher muss unbedingt aktiv danach gesucht werden!

Typische renale Symptome und deren Häufigkeit bei Lupusnephritis	
Symptom	Häufigkeit
Proteinurie	100 %
Mikrohämaturie	80 %
Eingeschränkte Nierenfunktion	40–80 %
Hypertonie	50 %
Nephrotisches Syndrom	50 %
Akutes Nierenversagen	30 %
Erythrozytenzylinder	10 %
Makrohämaturie	1 %

Systemischer Lupus erythematodes (SLE)

Bestehen Hinweise auf eine Lupusnephritis, ist umgehend eine nephrologische Anbindung erforderlich, ggf. Nierenbiopsie.

WHO-Klassifikation der Lupusnephritis nach histologischen Kriterien (2004)	
Klasse	Histologie
I	Minimale mesangiale Lupusnephritis (unbedenklich)
II	Mesangiale proliferative Lupusnephritis (reagiert gut auf Steroide)
III	Fokale Lupusnephritis ⇒ Remissionsinduktion und Erhaltungstherapie →S. 95
IV–S	Diffuse segmentale Lupusnephritis
IV–G	Diffuse globale Lupusnephritis
V	Membranöse Lupusnephritis
VI	Fortgeschrittene sklerosierende Lupusnephritis (keine Besserung durch immunsuppressive Therapie zu erwarten)

6.2.3 Differenzialdiagnosen

- Andere systemische Autoimmunerkrankungen, v.a. Sharp-Syndrom (hier hochtitrige AK gegen U1-RNP pathognomonisch) und primäres Antiphospholipid-Syndrom
- Systemische Vaskulitiden
- Hämatologische Systemerkrankungen
- Medikamenteninduzierter LE
- Infektionen, Sepsis
- Komplementdefektsyndrom (ANA negativ!)

6.2.4 Diagnostik

SLICC-Klassifikationskriterien*

Für die Diagnose eines SLE müssen mindestens 4 der folgenden Kriterien zutreffen, jedoch müssen diese nicht gleichzeitig vorliegen. Es muss mindestens 1 klinisches und 1 immunologisches Kriterium vorhanden sein *oder* es besteht eine durch Biopsie belegte Nephritis, die mit einem SLE vereinbar ist bei gleichzeitigem Nachweis von ANA oder Anti-ds-DNA-AK.

Kriterium	Definition
Klinische Kriterien	
1. Akuter oder subakuter kutaner LE	Makulopapulöses Exanthem v.a. an lichtexponierten Stellen, erhöhte Lichtempfindlichkeit, oft typ. Schmetterlingserythem (flaches od. erhabenes Erythem beider Wangen, Nasolabialfalte bleibt ausgespart)
2. Chronischer kutaner LE	z.B. diskoide Hautveränderungen (erythematöse erhabene Flecken mit keratotischer Schuppung und follikulären Hornpfröpfen)
3. Orale oder nasale Ulzera	Orale oder nasale Ulzerationen, die nicht auf andere Ursachen zurückzuführen sind
4. Nicht vernarbende Alopezie	Diffus schütteres Haar oder brüchiges Haar mit sichtbar abgebrochenen Haaren
5. Synovitis	An mindestens 2 Gelenken mit Schwellung bzw. Erguss oder mit Gelenkschmerzen plus Morgensteifigkeit > 30 Min.
6. Serositis	Pleuritis (Pleuraschmerz und -reiben oder nachgewiesener Erguss) oder Perikarditis (Perikardreiben, typisches EKG oder nachgewiesener Erguss), nicht durch andere Ursachen bedingt
7. Nierenbeteiligung	Proteinurie ($\geq$ 0,5 g/d) oder Erythrozytenzylinder
8 Neurolog. Manifestation	Krampfanfälle oder Psychose, nicht medikamentös oder metabolisch bedingt, Mononeuritis multiplex, Myelitis, periphere Neuropathie od. Verwirrtheitszustände
9. Hämolytische Anämie	Mit Retikulozytose
10. Leukopenie	< 4000/µl o. Lymphopenie (< 1000/µl), nicht durch and. Urs. bedingt, mind. 1x dokumentiert
11. Thrombopenie	< 100.000/µl, nicht durch and. Urs. bedingt, , mind. 1x dokumentiert
Immunologische Kriterien	
1. ANA	Oberhalb des Referenzbereichs des jeweiligen Labors
2. Anti-ds-DNA-AK	Oberhalb des Referenzbereichs des jeweiligen Labors (bzw. > 2-fach über dem Referenzbereich bei Testung durch ELISA)
3. Anti Sm	Jeder Nachweis von AK gegen Sm
4. Positive Anti-Phospholipid-AK	Positives Lupusantikoagulans oder falsch positive Syphilis-Serologie oder Anticardiolipin-AK mit mäßig bis stark erhöhtem Titer oder Nachweis von Anti-β_2-Glykoprotein I, (IgA od. IgG od. IgM)

Systemischer Lupus erythematodes (SLE)

5. Niedriges Komplement	C3 oder C4 oder CH50
6. Direkter Coombstest	Positiv bei Fehlen einer hämolytischen Anämie

* Modifiziert nach SLICC (Systemic Lupus International Collaborating Clinics, validiert 2012); Petri M et al.: Derivation and validation of the Systemic Lupus International Collaborating Clinics classification criteria for systemic lupus erythematosus. Arthritis Rheum 64 (2012): 2677-86

Erforderliche Untersuchungen bei Befall der verschiedenen Organsysteme*

Organsyst.	Weiterführende Diagnostik
Haut	Kapillarmikroskopie, ggf. Hautbiopsie
LK	Ggf. Lymphknotenexstirpation bei unklarer Lymphadenopathie
Gelenke	Arthrosonografie/Röntgen der Gelenke bei Arthralgien: keine Erosionen; jede nicht destruierende Arthritis ist verdächtig auf SLE
Muskulatur	• Elektromyografie • MRT des klinisch am stärksten betroffenen Muskelareals • Muskelbiopsie (evtl. verzichtbar, insbesondere bei Kindern)
Herz	• Blutdruckmessung • EKG (Rhythmusstörung, AV-Block, Myokarditis- und Perikarditiszeichen, KHK), ggf. Langzeit-EKG • Echokardiografie (Erguss, Klappen, Funktion, evtl. Rechtsherzbelastung)
Lunge	• Lungenfunktionsanalyse mit CO-Diffusionskapazität (Lungenfibrose, -beteiligung, Fibroseverlauf?) • Röntgen-Thorax (Fibrose, Herzgröße?) • Sonografie der Pleura (Erguss?) • Ggf. HR-CT: Fibrose, Alveolitis als Aktivitätszeichen bei Fibrose • Ggf. Bronchoskopie mit bronchoalveolärer Lavage (BAL) zur Bestimmung der Leukozytenzahlen/-differenzierung
Niere	• Blutdruckmessung • Mikroskopische Analyse des frischen Urinsediments • 24-h-Urinsammlung für Kreatinin-Clearance u. Proteinurie, ggf. DISC-Elektrophorese zur qualitativen Einschätzung der Proteinurie • Ggf. Nierenbiopsie
Schleimhäute	• Schirmer-Test bei Sicca-Symptom der Augen • Lippenbiopsie, Speicheldrüsenszintigrafie bei oraler Sicca-Symptom.

6 Kollagenosen

ZNS	• SPECT vom ZNS (entspr. Klinik), V.a. Phospholipid-AK-Syndrom: Perfusionsausfälle • Ggf. MRT des ZNS bei unklaren ZNS-Symptomen: Vaskulitis? • Ggf. EEG bei Krampfanfällen • Ggf. Elektromyografie u. Nervenleitgeschwindigkeit bei Neuropathie
Sonstiges	• Blutkulturen, Fokussuche

* Modifiziert nach DGRh

Labor

Allgemeine Labordiagnostik*	
Parameter	Aussage
CRP, BSG	Diagnose, unspezif. Aktivitätszeichen; Cave: CRP↑ immer verdächtig auf Infektion!
Blutbild, Diff.-BB	Diagnose, Therapiemonitoring
ANA, ENA (= AK gegen extrahierbare nukleäre Antigene)	• AK gegen Doppelstrang-DNA: wichtigster AK, korreliert mit der Krankheitsaktivität (ANA nicht!), bei Aktivität ↑ • AK gegen Nukleosomen • AK gegen Sm: relativ SLE-spezifisch • AK gegen U1-RNP: Mischkollagenose (typisch), falls Sm negativ • Phospholipid AK: Cardiolipin-AK, Lupusantikoagulans • AK gegen SS-A (Ro), SS-B (La): bei Sicca-Syndrom
Komplementfakt. C3,C4	Aktivitätseinschätzung des SLE, bei Aktivität ↓
Spezielle Labordiagnostik*	
Symptomatik	Erforderliche Parameter
Anämie	Eisen, Ferritin, Retikulozyten
Hämolyse	Bilirubin direkt u. indir., Haptoglobin, freies Hämoglobin im Serum, Kälteagglutinine, direkter u. indir. Coombs-Test
Begleitende Hashimoto-Thyreoiditis	TSH
Myalgien	CK, Myoglobin, Aldolase
Raynaud-Phänomen	Hepatitis C, Kryoglobuline, Eiweißelektrophorese, ggf. Immunfixation

* Modifiziert nach Dt. Gesellschaft für Rheumatologie Kommission "Qualitätssicherung" - Genth E et al.: Qualitätssicherung in der Rheumatologie. (Steinkopff 2007; 2. Aufl.)

Systemischer Lupus erythematodes (SLE)

6.2.5 Therapie*

Die Diagnose eines SLE oder der Nachweis von ANA stellen noch keine Therapieindikation dar. Die Behandlung erfolgt abhängig von den vorliegenden Organmanifestationen sowie vom Krankheitsverlauf. Hauptaugenmerk muss es sein, irreversible Schäden wie z.B. ein terminales Nierenversagen zu verhindern, da hiervon die Langzeitprognose abhängt. Bei terminalem Nierenversagen Dialyse bzw. Transplantation als Therapie der Wahl.

*Unter Berücksichtigung der EULAR-Empfehlungen zur Behandlung des SLE sowie der DGRh-Empfehlungen. Ann Rheum Dis 2008;67:195-205

Interdisziplinäre Therapie

Präventive Maßnahmen	• Lichtschutz (UV-Exposition vermeiden, Lichtschutzcreme > LSF 30 od. mehr mit UV-A- u. UV-B-Schutz) • Östrogengabe vermeiden, z.B. Kontraceptiva (Minipille möglich, da reines Progesteronpräparat)
Physiotherapie	• Funktionelle Bewegungstherapie, Atemtherapie • Kryotherapie, Ultraschall, Iontophorese
Psychologie	Krankheitsbewältigung, Patientenschulung

Medikamentöse Therapie

Unter Therapie regelmäßige Kontrolle von Entzündungsparametern, Komplementfaktoren, Anti-ds-DNA und Organfunktion der betroffenen Organe

Medikament	Übliche Tagesdosis	Indikation	Therapiehinweise
NSAR			
Ibuprofen	3 × 400–800 mg p.o.	Milder Verlauf mit Arthralgien, symptomatische Behandlung	Ulkusprophylaxe mit Protonenpumpeninhibitor
Diclofenac	Max. 150 mg/d p.o. in 2–3 Einzeldosen		

Antimalariamittel			
Hydroxy-chloro-quin	1–2 × 200 mg p.o. (max. 6,5 mg/ kg KG/d)	Dauer- und Erhaltungs-therapie (wenn keine NW), Reduzierung von Krankheitsaktivität u. Schubhäufigkeit v.a. bei nichtviszeralem SLE od. leichter viszeraler Beteiligung; Komb. mit anderen Immunsuppressiva möglich	regelmäßige Überwachung des BB, augenärztliche Untersuchung (→ S. 48)
Chloroquin	1 × 125–250 mg p.o. (max. 4 mg/ kg KG/d)		
Glukokortikosteroide			
Low-Dose-Therapie	5–10 mg Prednison-äquivalent p.o. (→ S. 54)	Milde Verlaufsformen oder als Erhaltungstherapie	Osteoporose-prophylaxe
High-Dose-Therapie	• Ggf. Steroidstoß mit 250 mg Prednisonäquivalent i.v. über 3–5 d in Akutsituat.	Akute und schwere Verlaufsformen, Lupusnephritis (WHO-Klasse IV), Remissionsinduktion	• Vor Steroidstoß: Ausschluss v. Infekt. • Meist zusätzlich zu immunsuppressiver Therapie
High-Dose-Therapie (weiter)	• Sonst ini 1 mg/kg KG Prednisolonäquivalent		• Reduktion auf Low-Dose-Therapie innerhalb 8–12 Wo.
Immunsuppressiva			
Azathioprin	1–3 mg/kg KG/d p.o.	Mittelschwerer Verlauf mit viszeraler Beteiligung, Erhaltungstherapie nach Cyclophosphamid	Nicht gleichzeitig mit Cyclophosphamid geben
Methotrexat (MTX)	7,5–27,5 mg 1x/W p.o. oder s.c.	Basistherapie bei Lupusarthritis	Gleichzeitige Einnahme von NSAR verstärkt MTX-NW
Ciclosporin A	2–5 mg/kg KG/d p.o.	Mittelschwerer Verlauf	RR-Kontrolle!

Cyclo-phospha-mid	• Pulstherapie mit 500–1000 mg/m² i.v. alle 3–4 W • Alternativ Fauci-Schema mit 2–3 mg/kg KG/d p.o.	Schwere Verlaufsformen mit ZNS- u./od. Nierenbe-teiligung (WHO-Klasse IV), Remissionsin-duktion (Pulstherapie über 6 M)	Cystitis-Prophylaxe mit Mesna • 200–400 mg i.v. vor, 4 h u. 8 h nach CYC i.v. • Bei Fauci-Schema dosisgleiche Menge Mesna (so viel wie CYC) p.o. in 2 Tagesdosen • PCP-Prophylaxe mit Trimethoprim-Sul-famethoxazol 80/400 mg/d p.o.
Myco-fenolat mofetil	0,5–2 g/d p.o.	Proliferative Glomerulo-nephritis, therapieresis-tente Hautmanifestation, Erhaltungstherapie nach Cyclophosphamid	Off-label-use
Belimum-ab	10 mg/kg KG i.v. an d 0, 14, 28, dann alle 4	Zusatztherapie bei Auto-AK-positivem SLE mit ho-her Krankheitsaktivität	Nicht gleichzeitig mit Cyclophosphamid, nicht bei Lupusne-phritis, ZNS-Beteili-gung o. chron. (rezidiv.) Infekt
Begleitende Therapie			
Symptomatische Therapie bzw. Behandlung v. zusätzl. Erkrankungen	• v.a. konsequente Therapie von Bluthochdruck, Hyperlipidä-mie und diabetischer Stoffwechsellage zur Vermeidung von Organschäden u. Verbesserung der Langzeitprognose • Cave: Verstärkung der Krankheitsaktivität durch diverse Medikamente, z.B. Antihypertensiva, Antibiotika		
Infektprophylaxe unter Immun-suppressiva	• Impfung gegen Pneumokokken und Hib • Ggf. Prophylaxe gegen Pneumocystis carinii • Antibiotikaprophylaxe bei geplanten Eingriffen		

6.2.6 Krankheitsverlauf

- 5-Jahres-Überlebensrate ca. 95 %, 10-Jahres-Überlebensrate ca. 80 %
- Schlechtere Prognose bei ZNS-Beteiligung und Nierenbefall
- Validierte Instrumente zur Beurteilung der Krankheitsaktivität sind **SLAM** (Systemic Lupus Activity Measure), **SLEDAI** (Systemic Lupus Erythematosus Disease Activity Index) und **ECLAM** (European Consensus Lupus Activity Measurement). Zur Messung der krankheitsbedingten Organschädigungen wird der **SLICC**-Score (Systemic Lupus International Collaborating Clinic = ACR-Schädigungsindex) herangezogen. Alle Indices und Scores finden sich auf http://dgrh.de/klassifikationskriterien.html.
- Häufigste Todesursachen sind kardiovaskuläre (vorzeitige Arteriosklerose mit erhöhtem Infarktrisiko) u. renale Komplikationen (Nierenversagen) und Infektionen (Sepsis), letztere sind häufig mit hoher kumulativer Glukokortikosteroiddosis assoziiert.
- Junge Patientinnen: Jede Schwangerschaft ist eine Risiko-SS und sollte engmaschig verfolgt werden; Cave: bei seropositiven Anti-SS-A/B-AK neonatales Lupussyndrom möglich (Gefahr eines irreversiblen Herzblocks!).

Kontrolluntersuchungen

Alle 3 Monate, je nach Krankheitsaktivität und Therapie – v.a. nach Therapieänderungen – auch engmaschiger

Klinik	<ul><li>(Ggf. neue) klinische Symptome (Erytheme, Arthritis, Serositis, neurologische Symptome wie Krampfanfälle, Psychosen)</li><li>Dokumentation der Krankheitsaktivität mittels Score, z.B. SLAM</li></ul>
Labor	<ul><li>Routinelabor: mindestens kl. BB, BSG, GPT, γGT, CRP, Kreatinin, Protein im Urin, Urinsediment, Kontrolle patholog. Vorbefunde</li><li>Immunologische Diagnostik bei stabilem Verlauf nicht routinemäßig erforderlich, ggf. Kontrolle patholog. Vorbefunde</li></ul>
Bildgebung	Ggf. MRT des Gehirns bei neu aufgetretenen klinischen Symptomen
Histologie	Ggf. Nierenbiopsie bei neu aufgetretenen klinischen Symptomen oder patholog. Urinbefund

Systemischer Lupus erythematodes (SLE)

6.2.7 Sonderformen des LE

Medikamenteninduzierter LE

Definition	ANA-positiver LE, der durch die Einnahme bestimmter Medikamente (s. Tab. unten) ausgelöst wurde [ICD-Nr. M32.0]
Klinik	Entspricht dem SLE, jedoch ohne ZNS- und Nierenbeteiligung
Diagnostik	Antihiston-AK sind pathognomonisch
Therapie und Prognose	Symptome sind voll reversibel nach Absetzen des auslösenden Arzneimittels

LE-auslösende Medikamente (Auszug)	
Wirkstoffgruppe	**Wirkstoffe**
Antiarrhythmika	Acebutolol, Metoprolol, Practolol, Procainamid
Antibiotika	Penicillin, Streptomycin, Tetracyclin
Antiepileptika	Ethosuximid, Hydantoine, Phenytoin, Primidon, Trimethadion
Antihypertensiva	α-Methyldopa, Captopril, Hydralazin, Reserpin
NSAR	Phenylbutazon
Basistherapeutika	Goldverbindungen
Biologicals	Interferone, TNF-α-Blocker
Chemotherapeutika	Griseofulvin, INH, Nitrofurantoin, Sulfonamide
Hormone	Kontrazeptiva
Psychopharmaka	Chlorpromazin
Thyreostatika	Thiouracil-Abkömmlinge
Urikostatika	Allopurinol

Antiphospholipid-Syndrom (APS)

Definition	Krankheitsbild mit rezidivierenden Thrombosen und Embolien, neurologischen Manifestationen sowie Aborten durch AK gegen Phospholipide in Zellmembranen. Kann als eigenständige Erkrankung oder im Rahmen einer Autoimmunerkrankung, v.a. eines SLE, auftreten; selten, überwiegend junge Frauen betroffen [ICD-Nr. D68.8].

Klinik	Thrombembolien (meist Arme und Beine betroffen), neurologische Symptome (Migräne, Krampfanfälle, zerebrale Insulte), Hautveränderungen (Livedo racemosa), habituelle Aborte
Diagnostik	Labor: meist Thrombozytopenie (um 100.000/mm^3), Antiphospholipid-AK, IgG- od./u. IgM-β_2-Glykoprotein-1-AK, IgG- od./u. IgG-Cardiolipin-AK, Lupusantikoagulans, PTT ↑ APS liegt vor, wenn 1 klin. Symptom plus 1 serolog. Symptom erfüllt werden: notwendige Kontrolle in 3 Mo. (nur 2 pos. Ergebnisse gelten).
Therapie	Therapie nur bei klinischer Symptomatik: • Therapie der Grunderkrankung • Bei hohen Antikörper-Konzentrationen ggf. prophylaktische Gabe von 100 mg ASS/d, Heparinisierung in Risikosituationen • Nach venösen u. art. Thrombosen konsequente Marcumarisierung • Nach Abort bei erneuter SS konsequente Heparinisierung

6.3 Systemische Sklerose (SSc)

Synonyma: progressive systemische Sklerodermie (PSS), progressive Systemsklerose
Autoimmunbedingte Systemerkrankung des kollagenen Bindegewebes mit Fibrose von Haut und inneren Organen sowie obliterierender Angiopathie, die zu Infarkten von Haut und Organen führt. Am häufigsten sind Magen-Darm-Trakt und Lunge betroffen. Inzidenz 1/100.000/J, F : M = 4 : 1, Hauptmanifestationsalter 30.–50. Lj. [ICD-Nr. M34.9, M34.1 für das CREST-Syndrom].

6.3.1 Klinik

Klinische Varianten der SSc

1	**Limitierte SSc:** Hautmanifestation distal von Knie u. Ellbogen, beschränkt auf Hände, Füße, Unterarm/-schenkel und Gesicht/Hals; Sonderform: **CREST-Syndrom** → S. 102
2	**Diffuse SSc:** Hautmanifestation an distalen und proximalen Extremitäten sowie am Rumpf
	Sonderformen: • **SSc sine scleroderma:** typ. Organbefall u. AK-Nachweis, jedoch ohne Hautbeteil. • **Overlap-Syndrom:** Anzeichen der SSc in Kombination mit anderen Kollagenosen wie SLE, Polymyositis oder anderen Autoimmunerkrankungen, z.B. RA, Autoimmunhepatitis (Reynolds-Syndrom)

Systemische Sklerose (SSc) 101

Frühsymptome

- Oft präklinische Beschwerden über Monate bis Jahre, z.B. kalte Hände und Füße, Gelenksteifigkeit und Bewegungseinschränkungen
- **Raynaud-Syndrom** (in 95 %) kann ebenfalls lange vor Ausbruch der Erkrankung auftreten (evtl. auch an den Zehen), v.a. bei limitierter SSc. Jedes neu aufgetretene Raynaud-Syndrom ist verdächtig auf SSc!

Kutane Symptome

Beginn häufig an den Händen, Ablauf in 3 Stadien: Schwellung → Verhärtung → Atrophie mit „Engerwerden" der Haut, Haut glänzt, Hautfalten sind nur noch schwer oder nicht mehr abhebbar, Hyper- und Hypopigmentierungen

- **Hände:** ödematöse Schwellung und livide Verfärbung von Fingern („puffy fingers u./od. hands") und Handrücken, später **„Madonnenfinger"** (Sklerodaktylie, Fingerendglieder wirken verkürzt, schlank und zugespitzt, keine Hautfältelung abgrenzbar), krallenartige Hände fixiert in Beugestellung, Nekrosen an den Fingerkuppen („Rattenbissnekrosen"), evtl. verkürzte Finger durch Akroosteolyse, sklerosiertes Nagelhäutchen mit Punktblutungen, Teleangiektasien
- **Gesicht:** Mikrostomie mit radiärer Faltenbildung („Tabaksbeutelmund") und Lippenatrophie, maskenhaft starrer Gesichtsausdruck, spitze Nase und Ohren, Teleangiektasien, **sklerosiertes Zungenbändchen** oft als Hinweis auf intestinale Beteiligung
- **Kapillitium:** Atrophie der Kopfhaut kann zu Haarausfall führen
- **Übriges Integument:** zunehmende Straffung und Verhärtung der Haut „wie eingemauert" mit Funktionseinschränkung von Gelenken und Atmung

Quantifizierung der Hautveränderungen z.B. nach **mRSS** (Modified Rodnan Skin Score), bei dem an 17 definierten Hautstellen der Grad der Hautverdickung über Tasten bestimmt wird

Allgemeinsymptome und Organbeteiligung

- **Allgemeinsymptome:** Leistungsminderung, Müdigkeit, Anämie
- **Beteiligung Magen-Darm-Trakt:** Motilitätsstörungen infolge Wandstarre und Weitstellung des Ösophagus (in 90 %) mit Dysphagie, Reflux (häufig in Folge Heiserkeit) und retrosternalen Schmerzen; seltener Magenatonie, Hypomobilität des Darms mit bakterieller Fehlbesiedelung und Pseudoobstruktion, Tenesmen, Diarrhö, Malabsorption; primär biliäre Zirrhose (in 10 %, v.a. bei CREST-Syndrom), Inkontinenz, Emesis
- **Lungenbeteiligung:** fibrosierende Alveolitis und Lungenfibrose mit restriktiver Ventilationsstörung (in 70 %, beginnt immer basal, breitet sich bei schweren Verläufen aufsteigend über die gesamte Lunge aus) mit Dyspnoe, Husten, pleuritischen

Schmerzen; Entwicklung einer pulmonalen Hypertonie mit Cor pulmonale in 20 %, meist schwer verlaufend, interkurrente Pneumonien; pulmonale Hypertonie und Lungenfibrose machen zusammen > 50 % der Todesfälle aus.
- **Beteiligung Bewegungsapparat:** meist milde symmetr. Polyarthralgien od. -arthritiden der kl. Gelenke (in 30–60 %), Myalgien, Myositiden (häufig lokal., seltener Polymyositis)
- **Herzbeteiligung** (in 20–70 %): 4-fach erhöhtes Risiko eines Herzinfarktes, insbesondere im ersten Jahr nach Diagnosestellung und komplizierter Verlauf bei Herzinfarkt, Myokardfibrose, Perimyokarditis, Perikardergüsse, Herzinsuffizienz, Rhythmusstörungen (Tachykardie)
- **Nierenbeteiligung** (in bis zu 10 %): renale Hypertonie, multiple Niereninfarkte, Niereninsuffizienz bis hin zum Nierenversagen (oft rasch progredient), Mikroangiopathie mit Gefahr der renalen Krise (2 %); Proteinurie ist wichtigster Marker für schweren Verlauf/Tod! Durch die Einführung von ACE-Hemmern, die hochdosiert die Therapie der Wahl bei Nierenbeteiligung darstellen, ist die Mortalität b. dieser Organbeteiligung deutlich rückläufig.
- **Beteiligung exokrinen Drüsen:** Sjögren-Syndrom (in 20–30 %)
- **Lymphsystem:** chron. Lymphödem durch die Dermatosklerose

Sonderform CREST-Syndrom

Sonderform der limitierten SSc mit besserer Prognose; typisch sind Anti-Zentromer-AK; Symptomkombination aus:
- **C**alcinosis cutis (überwiegend solitäre Verkalkungen an Fingerkuppen und druckbelasteten Stellen mit Neigung zu Ulzeration = Thibièrge-Weissenbach-Syndrom)
- **R**aynaud-Syndrom
- **E**(Ö)sophageale Dysfunktion (Reflux, Hypomotilität)
- **S**klerodaktylie
- **T**eleangiektasien

Inkomplette Formen, die nicht alle 5 Symptome beinhalten, sind häufig. Lungenfibrose und Sjögren-Syndrom treten bei etwa 50 % der Pat. auf.

6.3.2 Diagnostik

Klassifikationskriterien der SSc *(Ann Rheum Dis 2013 72: 1747-1755)*		
Kriterien	**Unterkriterien**	**Pkt.**
Hautverdickung der Finger an beiden Händen mit einer Ausdehnung proximal der MCP-Gelenke		9
Hautverdickung der Finger *(das höhergewertete Unterkriterium zählt)*	• "Puffy fingers" • Ges. Finger, distal der MCP-Gelenke (aber prox. zum prox. Interphalangealgelenk)	2 4
Läsionen der Fingerkuppe *(das höhergewertete Unterkriterium zählt)*	• Ulzerationen der Fingerkuppen • Grübchenförmige Narben	2 3
Teleangiektasien		2
Anormale Nagelfalzkapillaren		2
Pulmonal-art. Hypertonie u./o. Lungenfibrose		2
Raynaud-Phänomen		3
Sklerodermie-assoziierte Ak (Anti-Zentromer- o. anti-Topoisomerase [anti-Scl70]- o. anti-RNA-Polymerase III-AK)		3
Diagnose gilt als gesichert, wenn der Summenscore ≥ **9** ergibt.		

Zu beachten:
- 1. Die Kriterien sollten nicht angewandt werden, wenn eine sichere Diagnose, die die Manifestation der Erkrankung erklärt, vorliegt. Dazu zählen z.B. nephrogene system. Fibrose, Scleroedema adultorum Buschke, Skleromyxödem, Erythromelalgie, Porphyrie, Lichen sclerosus, Graft-versus-host-disease, Morphea, diabet. Cheiropathie
- 2. Pat. mit Overlap-Syndrom od. MCTD können als system. Sklerose klassifiziert werden.
- 3. Bei Patienten mit Hautverdickung, die die Finger auslässt, sollten die Kriterien nicht angewandt werden. Prinzipiell ist die Diagnose einer SSc ohne Hautverdickung aber möglich.
- 4. Hautverdickungen der Finger u. proximal der MCP-Gelenke ist ein ausreichendes Kriterium, das bei Vorliegen die Klassifikation als SSc ohne weitere Anwendungen der Kriterien möglich macht (früheres Hauptkriterium der ACR-Klassifikationskriterien von 1980).

Labor

- **Allgemein:** BSG ↑, CRP ↑ (korreliert mit Ausmaß der Hautbeteiligung, kann aber auch o.B. sein), BB: Anämie; weitere Laborbefunde je nach zugrunde liegender Organbeteiligung
- **Auto-AK** siehe Tabelle

Autoantikörper-Diagnostik bei SSc		
Auto-AK	Prävalenz	Klinisches Bild
ANA	90 %	Homogenes, nukleoläres oder gesprenkeltes Muster
Anti-Scl-70 (Anti-DNS-Topoisomerase I)	40 %	Bei diffuser SSc, assoziiert mit früher viszeraler Beteiligung (v.a. Lungenfibrose) und schwerem Verlauf
Anti-Zentromer (Anti-CENP-B)	50–70 %	Bei limitierter SSc assoziiert mit pulmonaler Hypertonie
Anti-RNS-Polymerase III	20 %	Bei diffuser SSc, assoziiert mit schwerer Haut- u. Nierenbeteiligung, schlechter Prognose
Anti-Ku	50 %	Assoziiert mit SSc-Myositis-Overlap
Anti-U1-nRNP	5–15 %	Assoziiert mit Sharp-Syndrom
Anti-PM-Scl	5–10 %	Assoziiert mit SSc-Myositis-Overlap
Anti-Th (To)	5–10 %	Assoziiert mit limit. kutaner Verlaufsform, schwere Organbeteiligung (v.a. Lunge) mögl.
Anti-Fibrillarin (U3 snRNP)	~ 5 %	Bei diffuser SSc, hochspezifisch, assoziiert mit Muskelbeteiligung und pulmonaler Hypertonie/Lungenfibrose

Weitere Untersuchungen

- **Kapillaroskopie** am Nagelfalz: anfangs dilatierte Megakapillaren, später rarefiziertes Gefäßbett mit avaskulären Feldern, Einteilung in early (wenig Mikrohämorrhagien + Megakapillaren), active (viele Mikrohämorrgahien + Megakapillaren) und late pattern (Neoangiogenese, verminderte Kapillardichte, avaskuläre Felder)
- **Ggf. Biopsien:** Haut-PE (tiefe Spindelbiopsie inklusive Subkutis), Gefäß-PE, Muskel-PE
- **Bildgebung:** Rö Hände u. Füße (Akroosteolysen, Verkalkungen), Rö Lunge (basale Fibrose)

Je nach vorherrschender Klinik indizierte Untersuchungen

- **Ösophagusbeteiligung:** Ösophagusmanometrie, pH-Metrie, Breischluck, Szintigrafie
- **Magen-Darm-Beteiligung:** Sono Abdomen, Kolon-Kontrast-Einlauf, Atemtest
- **Weitere Organsysteme:** Diagnostik bei Beteiligung von Lunge, Herz, Nieren, Muskulatur und Gelenken → S. 93

6.3.3 Differenzialdiagnosen

- Andere Kollagenosen, v.a. disseminierte zirkumskripte SSc, Sonderformen der SSc, z.B. Pseudosklerodermien durch chem. Noxen, eosinophile Fasziitis, Mischkollagenosen
- Amyloidose, chronische Graft-versus-Host-Disease, Akrodermatitis chronica atrophicans, Porphyria cutanea tarda, Skleromyxödem Arndt-Gottron
- Diabet. Cheiropathie, Algodystrophie (M. Sudeck), RS_3PE-Syndrom, Armvenenthrombose

6.3.4 Therapie*

*) mod. n. Kowal-Bielecka O. et al. EULAR/EUSTAR Empfehlungen zur Therapie der SSc. Ann Rheum Dis 2009;68:620-8

Therapie der SSc ist schwierig und oft unbefriedigend. Es gibt bislang kein Immunsuppressivum, das den Krankheitsverlauf modifizieren und als Basistherapie fungieren könnte. Es gibt Hinweise, dass bei der frühen diffusen Form MTX wirksam sein könnte. Eine Therapieempfehlung lässt sich daraus bislang nicht ableiten. Die Therapie ist individuell u. symptomat. orientiert und richtet sich nach der jeweiligen Organschädigung.

Interdisziplinäre Therapie und allgemeine Maßnahmen

- Absolute Nikotinkarenz
- Kälteschutz
- Sorgfältige Hautpflege (heparinoid- und hyaluronidasehaltige Externa), bei Hyperkeratose ggf. Urea-haltige Externa
- Ernährung anpassen: häufige kleine Mahlz., nicht zu spät abends, Oberkörper hochlagern
- Regelmäßige Bewegung, Krankengymnastik (auch im Wasser), Ergotherapie, Bewegungsübungen zur Gelenk- und Weichteilmobilisation und Kontrakturprophylaxe, regelmäßige Lymphdrainage
- Paraffin- und Kohlensäurebäder, UVA1-Bestrahlung, ggf. Wärmetherapie (Vorsicht bei ischämischen Hautbezirken!)
- Psychologische Unterstützung, Selbsthilfegruppe

Immunsuppression und Basistherapie

Indiziert bei rasch progredientem Verlauf, hoher entzündl. Aktivität u./od. Beteiligung von Herz, Lunge u./od. Nieren

Wirkstoff	Dosierung	Hinweise
Glukokortikoide, z.B. Prednisolon	ini 1 mg/kg KG/d, Reduktion auf 5–20 mg/d	Nur bei Lungen-, Herz- und Muskelbeteiligung, möglichst kurzfristig (<_ 6 M), Cave: Langzeittherapie kann renale Krise provozieren; wenn überhaupt sparsam einsetzen!
Methotrexat	15–25 mg/Wo. p.o. od. s.c.	Bei früher diffuser Form erwägen
Cyclophosphamid	2 mg/kg KG/d od. i.v.-Bolustherapie	Nachgewiesener Effekt bei Alveolitis
Azathioprin	2–2,5 mg/kg KG/d	Als Langzeittherapie v.a. nach Cyclophosphamid, evtl. in Kombination mit Glukokortikoiden

In Einzelfällen wurden mittlerweile gute Erfahrungen mit der autologen Stammzelltransplantation gemacht. Jedoch lag die Mortalität bei 10 %, deshalb nur bei sehr schweren Verläufen erwägen.

Organbezogene medikamentöse Therapie

- **Raynaud-Syndrom:** Kalziumantagonisten wie Nifedipin Zieldosis 2–3× 10 mg/d od. Amlodipin 5–10 mg/d (einschleichen, ggf. Retardpräparat zur Nacht), ASS, Angiotensin-Rezeptorblocker, PDE-5-Inhibitoren (Sildenafil, Tadalafil, Vardenafil), Prostaglandin-Analoga i.v. (Iloprost), ggf. Betablocker absetzen, durchblutungsfördernde Externa (z.B. Nitrate), ggf. Prazosin 4–5 mg/d oder SSRI (z.B. Fluoxetin) im Einzelfall ausprobieren, Beginn immer einschleichend
- **Akrale Ulzerationen u. Nekrosen:** Prostaglandin-Analoga i.v. (Iloprost über 14–21d), Endothelin-Rezeptor-Antagonist Bosentan 2× 62,5–125 mg/d, akrale Ulzerationen, ggf. PDE5-Hemmer (off-label), dann bei zusätzlicher Infektion staphylokokkenwirksames Antibiotikum, z.B. Flucloxacillin
- **Ösophagusbeteiligung:** bei Refluxösophagitis Antazida und Omeprazol 20–40 mg/d, PPI ggf. ausdosieren; bei Motilitätsstörung Prokinetika wie Metoclopramid 3–4 × 10 mg/d, Domperidon 3x 10–40mg, Erythromycinkur 500mg jeweils vor den Mahlzeiten für 1 Mo., dann Pause für 1 Mo., dann erneut; evtl. Prucaloprid 2mg/d
- **Lungenbeteiligung:** jährliches Screening auf pulmonal(-arterielle) Hypertonie empfohlen; Glukokortikoide u. Cyclophosphamid bei akt. Alveolitis (s.o.), bei pulmonaler Hypertonie Bosentan 2× 62,5–125mg/d, Ambrisentan 5–10mg/d, Tadala-

fil 20–40mg/d, Sildenafil 3x 20mg/d, Vardenafil 5–10 mg/d, alternativ Prostaglandin-Analoga i.v. (Iloprost od. Alprostadil) oder inhalativ (Iloprost)
- **Herzbeteiligung:** bei Perikarditis NSAR u./od. Glukokortikoide, Colchicin 0,5 mg 1–2x tgl. für 3 Monate bei akuter Perikarditis in Kombination mit ASS oder Ibuprofen, bei Myokarditis hoch dosierte Steroide (→S. 54) od. Azathioprin, Nifedipin zur Verbesserung der Perfusion
- **Nierenbeteiligung:** regelmäßige RR-Kontrolle, bei RR-Anstieg um 30 mmHg ACE-Hemmer wie Enalapril 5–20 mg/d (deutliche Verbesserung der Prognose!)
- **Gelenkbeteiligung:** NSAR od. COX-2-Hemmer, bei Synovitis MTX erwägen
- **Sicca-Symptomatik** → S. 111

6.3.5 Krankheitsverlauf

Kontrolluntersuchungen

Alle 3 Monate, je nach Krankheitsaktivität und Therapie – v.a. nach Therapieänderungen – auch engmaschiger. Erforderliche Bildgebung und Funktionsdiagnostik ist jeweils individuell für den einzelnen Pat. festzulegen.

Klinik	(Ggf. neue) klinische Symptome (Ulzerationen, Kontrakturen, Dyspnoe, Verdauungsstörungen, Gehstrecke, Gewichtsverlust?)
Labor	• Routinelabor: mindestens kl. BB, BSG, GPT, γGT, CRP, Kreatinin, Protein im Urin, Vitamin D, Kontrolle patholog. Vorbefunde • Immunologische Diagnostik bei stabilem Verlauf nicht routinemäßig erforderlich, ggf. Kontrolle patholog. Vorbefunde
Bildgebung	z.B. HR-CT der Lunge, Echokardiografie, Kapillarmikroskopie
Funktionsdiagnostik	z.B. Lungenfunktion, Ösophagus-Szintigrafie, gastroenterologische Funktionsdiagnostik, angiolog. Untersuchungen

Prognose

Sehr variabler Verlauf in Abhängigkeit vom Ausmaß der Organschäden. 5-Jahres-Überlebensrate bei diffuser SSc 35–70 %. Prognostisch ungünstig sind Herz-, Nieren- und Lungenbeteiligung.

6.4 Dermatomyositis, Polymyositis

Heterogene Gruppe entzündlicher Systemerkrankungen mit Befall der quergestreiften Muskulatur (bei Dermatomyositis zusätzlich Hautbeteiligung), die als eigenständiges Krankheitsbild, z.T. als paraneoplastisches Syndrom, od. im Rahmen anderer Kollagenosen auftreten können; Inzidenz 0,5–1/100.000/J, Dermatomyositis > Polymyositis, F : M = 2 : 1 [ICD-Nr. für Polymyositis M33.2, für Dermatomyositis M33.1].

6 Kollagenosen

Bei den Myositiden werden **mehrere Formen** unterschieden:
- **Idiopathische Polymyositis**
- **Idiopathische Dermatomyositis des Erwachsenen**
- **Idiopathische Dermatomyositis des Kindesalters**
- **Paraneoplastische Dermatomyositis** (v.a. Neoplasien an Mamma, Magen, Bronchien, Ovarien, Myositis kann der Tumorerkrankung vorausgehen!)
- **Dermatomyositis bei Kollagenosen** (als Teil eines Overlap-Syndroms)
- **Amyopathische Dermatomyositis** (bei Kindern und Erwachsenen)
- **Einschlusskörperchenmyositis** (Sonderform, hier M : F = 3 : 1, schlechtes Ansprechen auf Immunsuppression)

6.4.1 Klinik

Erkrankungsbeginn meist schleichend über 3–6 Monate, selten akut mit Rhabdomyolyse und Myoglobinämie

Muskuläre Symptome

- **Leitsymptom Muskelschwäche**, proximal betont, symmetrisch an Schulter- und Beckengürtel
  - Befall Schultergürtel: Kämmen sowie Arbeiten über Kopf erschwert
  - Befall Becken und Oberschenkel: Aufstehen aus dem Sitzen und Liegen, Hocke, Treppensteigen erschwert
  - Befall Schlundmuskulatur: Heiserkeit, häufiges Verschlucken
- Muskulatur druckschmerzhaft, muskelkaterähnliche Myalgien, Neigung zu Atrophie und Kontraktur

Kutane Symptome bei Dermatomyositis

- **Heliotropes Exanthem:** rötlich-livides (fliederfarbenes) Erythem im Bereich von Gesicht und Dekolleté, oft mit ödematöser Schwellung, dadurch typischer „weinerlicher" Gesichtsausdruck
- **Gottron-Papeln:** violett-rötliche Erytheme und Papeln streckseitig über Fingergelenken und evtl. Handrücken, pathognomonisch!
- **Keinig-Zeichen:** hyperkeratotische Verdickung am Nagelfalz, Teleangiektasien, Megakapillaren
- **Raynaud-Syndrom** (in 30 %)
- **Weitere Hautbefunde:** sklerodermieartige Verhärtungen, Pigmentverschiebungen, raue Haut mit Rhagaden an den Fingerspitzen, evtl. diffuser Haarausfall, selten uncharakteristische Exantheme (z.B. psoriasiform)

Weitere Symptome

- **Allgemeinsymptome:** Müdigkeit, Abgeschlagenheit, subfebrile Temperaturen, Gewichtverlust

- **Gelenkbeteiligung** (in 40 %): Arthralgien, symmetrische Polyarthritis ohne Erosionen an großen und kleinen Gelenken
- **Ösophagusbeteiligung** (in 30 %): Dysphagie
- **Herzbeteiligung** (in 20–30 %): Rhythmusstörungen, Myokarditis, Perikarditis
- **Lungenbeteiligung** (in 10 %): Reizhusten, Dyspnoe, interstitielle Pneumonitis, Lungenfibrose, pulmonale Hypertonie

Anti-Jo-1-Syndrom (Antisynthetase-Syndrom)

Sonderform, gekennzeichnet durch Myositis, Raynaud-Syndrom, fibrosierende Alveolitis, Polyarthritis

6.4.2 Diagnostik

Klassifikationskriterien der Dermato-/Polymyositis nach Bohan und Peter, (mod. nach Targoff IN et al.: Classification criteria for idiopathic inflammatory myopathies. [Curr Opin Rheumatol 1997; 9: 527-35])	
1.	Symmetrische proximale Muskelschwäche, progredient über Wo. bis Mon.
2.	Labor: ≥ 1 Muskelenzym im Serum erhöht (CK, GOT, GPT, LDH, Aldolase)
3.	EMG: Myositis-Zeichen
4.	Biopsie: histologischer Nachweis einer entzündlichen Myopathie
5.	Nachweis eines myositisspezifischen AK
6.	Typische Hautveränderungen einer Dermatomyositis
Polymyositis gesichert, wenn Kriterien 1–4 positiv	
Dermatomyositis kann angenommen werden, wenn Kriterium 6 + 2 weitere Kriterien pos., wobei der Nachweis entzündl. Muskelveränderungen im MRT Krit. 3 od. 4 ersetzen kann	

Labor: BSG ↑, CRP ↑, CK ↑, Aldolase ↑, LDH ↑, GOT ↑, Myoglobin im Urin ↑, Nachweis von spezifischen Auto-AK (siehe Tab. S. 104) und RF (in 30 %)

Autoantikörper-Diagnostik bei Myositis		
Auto-AK	Prävalenz	Klinisches Bild
ANA	20–30 %	Bei Dermatomyositis Titer meist ≤ 1 : 160, bei höheren Titern V.a. Overlap-Syndrom
Anti-Jo-1 u.a. Antisynthetase-AK (Pl-7, Pl-12, OJ, EJ)	30–40 %	Assoziiert mit Myositis, fibrosierender Alveolitis, Arthritis (Anti-Jo-1-Syndrom)
Anti-U1-RNP	12–16 %	In 50 % Overlap-Syndrom

Anti-PM-Scl	8–15 %	Assoziiert mit Sklerodermie-Myositis-Overlap (Pm-Scl-Syndrom)
Anti-Mi-2	8–12 %	Meist bei chron. Dermatomyositis
Anti-SRP	4–5 %	Assoziiert mit akuter u. subakuter Polymyositis
Anti-Ku	1–7 %	Assoziiert mit Sklerodermie-Myositis-Overlap

- **Kapillaroskopie:** erweiterte Kapillarschlingen und Mikrohämorrhagien
- **MRT** der klin. führenden Muskelregion: erhöht Wahrscheinlichkeit einer erfolgreichen Punktion
- **Biopsie:** Muskel-PE, bei Dermatomyositis auch Haut-PE
- **EMG:** Myopathiebild, Polyphasie, Fibrillationen, pathologische Spontanaktivität
- **Bildgebung:** Muskel-MRT
- **Malignomsuche:** Rö-Thorax, Sono Abdomen und Schilddrüse, Haemoccult®, gynäkologisches Konsil, ggf. Tumormarker, Koloskopie, ÖGD
- Weitere Diagnostik je nach Organbefall

6.4.3 Differenzialdiagnose

Parainfektiöse Myositiden (v.a. viral), Polymyalgia rheumatica, Begleitmyopathie/-myositis bei anderen Kollagenosen oder RA, medikamentös (v.a. Statine), metabolische, endokrine Myopathien (z.B. Hypokaliämie, Hypothyreose, M. Addison, Conn-Syndrom), Myasthenia gravis, progressive Muskeldystrophie

6.4.4 Therapie

- **Medikamentöse Therapie:** Mittel der Wahl sind **Glukokortikoide** (ini 1–2 mg/kg KG/d Prednisolonäquivalent, vorsichtige Dosisreduktion, → S. 54), langfristige Therapie für mindestens 2–3 J; bei Therapieresistenz bzw. zur Einsparung von Steroiden, Methotrexat, Azathioprin, Hydroxychloroquin oder Mycophenolatmofetil; bei Dermatomyositis gutes Ansprechen auf i.v.-Immunglobuline
- **Physikal. Therapie u. Krankengymnastik:** Bewegungsübungen, Kontrakturprophylaxe
- **Psychologische Unterstützung** zur Krankheitsbewältigung bei paraneoplastischer Poly-/Dermatomyositis
- Besserung durch Tumorentfernung möglich

Als weitere Therapieoptionen Ciclosporin, Rituximab, Tacrolimus, Cyclophosphamid bei Myositis im Rahmen von Kollagenosen.

6.5 Sjögren-Syndrom

Autoimmunerkrankung, die durch eine zunehmende Insuffizienz der exokrinen Drüsen gekennzeichnet ist und mit den Leitsymptomen Keratokonjunktivitis sicca (Xerophthalmie) und Xerostomie einhergeht. Zweithäufigste Autoimmunerkrankung nach der RA, F : M = 9 : 1, Hauptmanifestation um das 50. Lj., Assoziation mit HLA-DR2 und HLA-DR3 [ICD-Nr. M35.00].

- **Primäres Sjögren-Syndrom:** autoimmune Endokrinopathie mit Sicca-Symptomatik
- **Sekundäres Sjögren-Syndrom:** assoziiert mit RA oder anderen Kollagenosen und Vaskulitiden, Hepatitis B/C und primär biliärer Zirrhose

6.5.1 Klinik

- **Okuläre Symptome:** Brennen, Fremdkörpergefühl, Lichtempfindlichkeit, schnelle Ermüdbarkeit der Augen, Erosionen/Ulzerationen
- **Orale Symptome:** Mundtrockenheit, Kauschwierigkeiten beim Schlucken u. längeren Sprechen, Geschmacksstörungen, Speicheldrüsenschwellung (v.a. Parotis), Karies, Soor
- **Weitere Haut- u. Schleimhautsymptome:** trockene Scheide, Dyspareunie; trockene Nase, Nasenbluten; trockene Haut, Schuppung, Rhagaden, Juckreiz, palpable Purpura, Raynaud-Phänomen
- **Allgemeinsymptome:** Müdigkeit, Leistungsknick, subfebrile Temperaturen
- **Bewegungsapp.:** Arthralgien (70 %), Arthritiden (nichterosiv), Myalgien, Myositiden
- **Evtl. Befall weiterer Organsysteme:** LK-Schwellungen, Pneumonitis, Lungenfibrose, chronische Gastritis, interstitielle Nephritis, Glomerulonephritis, periph. Neuropathie

Cave: Bei Sjögren-Syndrom besteht ein erhöhtes Lymphom-Risiko (B-Zell-Lymphom, MALT-Lymphom), das ca. 5 % der Pat. betrifft. Daher regelmäßige Kontrolluntersuchungen, insbes. jährlich Sonografie der Parotis!

6.5.2 Diagnostik

ACR-Kriterien des Sjögren-Syndroms nach Shiboski	
Diese Kriterien enthalten rein objektive Kriterien im Gegensatz zu bislang gültigen; ein Sjögren-Syndrom liegt vor, wenn 2 von 3 Kriterien erfüllt sind:	
1.	Anti-SS-A/Ro u./od. Anti-SS-B/La-AK **oder** pos. RF und ANA-Titer ≥ 1:320
2.	Lippenbiopsie: fokale lymphozytäre Sialadenitis mit einem Fokusscore ≥ 1 Fokus/4mm^2*
3.	Keratokonjunktivitis sicca mit okulärem Färbungsscore ≥ 3 (gilt nicht für Pat., die tgl. Augentropfen zur Glaukombehandlung erhalten oder in den letzten 5 Jahren an Kornea oder Lid operiert wurden)**
Ausschlusskriterien sind Radiatio Kopf-/Nackenbereich, Hepatitis C, HIV, Sarkoidose, Amyloidose, GvHD, IgG4-vermittelte Erkrankungen	

mod. nach Shiboski et al, Arthritis Care Res. 2012; 64: 475–87; *Daniels TE et al. Arthritis Rheum. 2011;63:2021-30; **Whitcher JP et al. Am J Ophthalmol. 2009;149:405-15*

6 Kollagenosen

Internationale Klassifikationskriterien für das Sjögren-Syndrom*		
Kriterium		Durch Befragung erhobene subjektive bzw. durch Diagnostik erhobene objektive Befunde
I.	**Okuläre Symptome** mindestens 1 positive Antwort erforderlich	Anhaltend trockene Augen täglich seit ≥ 3 Monaten?
		Wiederholt Sand-/Fremdkörpergefühl in den Augen?
		Anwendung künstlicher Tränen ≥ 3-mal täglich?
II.	**Orale Symptome** mindestens 1 positive Antwort erforderlich	Täglich Mundtrockenheit seit ≥ 3 Monaten?
		Im Erwachsenenalter wiederholt oder anhaltend geschwollene Speicheldrüsen?
		Notwendigkeit des Trinkens, um trockene Speisen besser schlucken zu können?
III.	**Okuläre Befunde** 1 positives Resultat erforderlich	Schirmer-Test < 5 mm in 5 min
		Pathologischer Bengalrosa-Test (≥ 4 im Van-Bijsterveld-Score**)
IV.	**Lippenbiopsie** Befund muss positiv sein	Charakteristische Histologie (fokale lymphozytäre Sialoadenitis) in den kleinen Speicheldrüsen mit einem Fokusscore ≥ 1
V.	**Beteiligung der Speicheldrüsen** 1 positives Resultat erforderlich	Speichelfluss ohne Stimulation < 1,5 ml in 15 min
		Parotissialografie: diffuse Sialektasie ohne Hinweis auf Verlegung des Speicheldrüsenhauptgangs
		Speicheldrüsenszintigrafie: verzögerter Uptake, red. Konz. u./od. verzögerte Ausscheidung des Tracers
VI.	**Antikörpernachweis** Befund muss pos. sein	Anti-Ro (SS-A) u./od. Anti-La (SS-B)
Ausschlusskriterien		
• Z.n. Radiatio von Kopf u./od. Hals • Hepatitis-C-Infektion • AIDS • Sarkoidose • Vorbestehendes Lymphom • Graft-versus-Host-Erkrankung • Einnahme anticholinerger Arzneimittel		

Sjögren-Syndrom

Klassifikationsregeln primäres Sjögren-Syndrom

Bei Pat. ohne assoziierte Erkrankung kann die Diagnose gestellt werden, wenn
- **4 von 6 Punkten** positiv sind, wobei Kriterium **4 od. 6 zwingend** erfüllt sein muss.
- **3 der 4 objektiven** Kriterien (3–6) erfüllt sind.

Klassifikationsregeln sekundäres Sjögren-Syndrom

Pat. leidet unter einer anderen definierten Kollagenose und erfüllt gleichzeitig **eines der subjektiven Symptome** (1 od. 2) **u. 2 der objektiven Kriterien** (3–6).

* Gemäß der Amerikanisch-Europäischen Konsensusgruppe 2002 (Vitali C et al.: Classification criteria for Sjögren's syndrome: a revised version of the European criteria proposed by the American-European Consensus Group. Ann Rheum Dis 2002; 61: 554-8); ** Van-Bijsterveld-Score: semiquantitative Bestimmung epithelialer Bindehaut- und Hornhautdefekte durch Anfärbung mit Bengalrosa

---

- **Labor:** BSG ↑, BB: Anämie, Leuko-, Thrombozytopenie, Hypergammaglobulinämie, evtl. Kryoglobulinämie
- **Auto-AK-Nachweis:** Anti-Ro (SS-A), Anti-La (SS-B), ANA und Rheumafaktor (in 70–90 %), häufig weitere AK, z.B. gegen Speicheldrüsengangepithel
- **Schirmer-Test:** Benetzung eines Filterpapierstreifens, der für 5 min lateral im unteren Augenlid platziert wird; pathologisch: < 5 mm/5 min
- **Saxon-Test:** 2 min auf einem Mullkugeltupfer kauen, der vorher und nachher gewogen wird; pathologisch: < 1,5 g/2 min
- **Biopsie:** Lippenspeicheldrüsenbiopsie hat hohen diagnostischen Aussagewert; typisch: lymphozytäre Infiltration
- **Weitere Untersuchungen** s. Klassifikationskriterien

6.5.3 Differenzialdiagnosen

Virale Infektionen (z.B. Mumps, EBV), Sarkoidose, Amyloidose, Infektion/Steine der Speicheldrüsen, Neoplasien, chron. Graft-versus-Host-Reaktion, Alter, Vitamin-A-Mangel, medikamentös (Anticholinergika, Antidepressiva), hormonell bedingt

IgG4-assoziierte Erkrankung

Unter diesem Syndrom werden mehrere spezifische pathologische, serologische und klinische Merkmale zusammengefasst, darunter typischerweise eine tumorartige Schwellung des betroffenen Organs, lymphoplasmazelluläre Infiltrate mit IgG4-positiven Plasmazellen und eine Fibrose des Organs in unterschiedlichem Ausmaß und charakteristischem wagenradförmigem Muster. 60-70% der Patienten zeigen eine erhöhte IgG4-Konzentration im Serum. Die meisten Patienten sprechen gut auf Glukokortikosteroide an, besonders in der Frühphase der Erkrankung.

Unter dieser Nomenklatur werden verschiedene, vormals nicht miteinander verbundene Erkrankungen zusammengefasst. Dazu gehören: Autoimmunpankreatitis, IgG4-assoziierte sklerosierende Cholangitis, Mikulicz-Syndrom (Affektion d. Speichel- und Tränendrüsen, DD: Sjögren-Syndrom), sklerosierende Sialadenitis (submandibulär), inflammatorische Pseudotumoren (orbital, pulmonal, renal und andere), chronisch sklerosierende Dakryoadenitis, ideopathische retroperitoneale (Morbus Ormond) od. mediastinale Fibrose, Periaortitis und Periarteriitis (DD: ideopathische Vaskulitiden), chronisch fibrosierende Thyreoiditis (Riedel-Struma), IgG4-assoziierte Hypophysitis od. Pachymeningitis.

Eine spezifische Diagnostik (Biopsie, IgG4-Spiegel) sollte bei Vorliegen einer unklaren Pankreatitis, sklerosierenden Cholangitis oder einer bilateralen Schwellung der Tränen- u./o. Speicheldrüsen durchgeführt werden. Serumlevel IgG4 scheint ein möglicher Verlaufsparameter der Erkrankung zu sein.

Therapeutisch wird Prednison eingesetzt (meist 40mg/d als Startdosis), nach Reduktion und/oder bei anhaltender Aktivität kann Azathioprin oder Mycophenolat mofetil erwogen werden. Neue Daten sprechen für eine Therapie mit Rituximab (Initiierung → S. 50). Die Patienten haben ein erhöhtes Lymphom-Risiko. Eine deutschsprachige Übersichtsarbeit findet sich in Z Rheumatol 2013;2:151-162.

6.5.4 Therapie

- **Lokale Therapiemaßnahmen:** benetzende Augentropfen („künstliche Tränen", z.B. Liquifilm®), Ciclosporin-haltige Augentropfen, ggf. Luftbefeuchtung, künstlicher Speichel (z.B. Glandosane®), zuckerfreier Kaugummi, häufiges Trinken, sorgfältige Zahnpflege
- **Symptomatische Therapie:** zur Besserung der Sicca-Symptomatik ggf. Pilocarpin (4 × 5 mg) oder Bromhexin, bei Arthralgien NSAR, Hydroxychloroquin oder Azathioprin, ggf. Rituximab
- **Bei systemischer Manifestation:** ggf. Behandlung der Grunderkrankung, Immunsuppression mit Glukokortikoiden (→ S. 54) oder Azathioprin, ggf. Rituximab oder Methotrexat

6.6 Mixed connective tissue disease (MCTD)

Meist mild verlaufende, sehr variable Kollagenose, die eine Mischform aus SSc, RA, SLE, Poly-/Dermatomyositis u. Sicca-Syndrom darstellt; typ. (aber nicht krankheitsspezif.!) sind hochtitrige U1-RNP-AK. F : M = 9 : 1, in 5 % Kinder betroffen [ICD-Nr. M35.1]; Syn. Sharp-Syndrom.

6.6.1 Klinik

- **Allgemeinsymptome:** AZ ↓, Fieber, LK-Schwellung, Hepato-/Splenomegalie
- **Raynaud-Syndrom** (in 90 %), häufig Erstsymptom, sehr ausgeprägt bis hin zu akralen Nekrosen
- **Hand- und Fingerschwellungen:** sehr charakteristisch, geschwollene Hände u. „puffy fingers" wie im frühen ödematösen Stadium der SSc, Sklerodaktylie ("Madonnenfinger")
- **Hautveränderungen:** variabel, z.T. ähnlich LE oder SSc, Alopezie, Teleangiektasien am Nagelfalz

- **Bewegungsapparat:** Arthralgien oder Arthritiden (in > 90 %) mit polyartikulärem Befall ähnlich einer RA, Myositis (in 80 %) v.a. der proximalen Extremitäten
- **Ösophagusmotilitätsstörung** (in 80 %, häufig asympt.): Dysphagie, Reflux, Globusgefühl
- **Lungenbeteiligung** (in 80 %, häufig asymptomatisch): Dyspnoe, trockener Husten, Pleuritis, pulmonale Hypertonie möglich
- **Herzbeteiligung** (in 20–30 %): meist Perikarditis
- **Sicca-Syndrom** (in 10–20 %)

Selten ZNS-/Nierenbeteiligung (oft Trigeminusneuralgie); Übergang in SLE/SSc möglich

6.6.2 Diagnostik

Diagnosekriterien der MCTD nach Alarcón-Segovia*	
Serologisches Kriterium	Anti-RNP-Titer ≥ 1 : 1600
Klinische Kriterien	Handödem, Akrosklerose, Raynaud-Syndrom, Myositis, Synovitis
Diagnose kann gestellt werden bei pos. Serologie + ≥ 3 klin. Kriterien	

*Mod. nach Alarcon-Segovia D et al.: Classification and diagnostic criteria for mixed connective tissue disease. In: Kasukawa R, Sharp GC, eds. Mixed Connective Tissue Disease and Anti-nuclear Antibodies. Amsterdam, Elsevier: Excerpta Medica 1987: 33–40)

- **Labor:** BSG ↑, Hypergammaglobulinämie, BB: Anämie, Leukozytopenie
- **Auto-AK-Nachweis:** ANA, Anti-U1-RNP-AK (hochtitrig), oft RF positiv
- Weitere Untersuchungen je nach klinischem Befund → S. 87

6.6.3 Differenzialdiagnosen

Alle anderen Kollagenosen (v.a. SSc, SLE), RA

6.6.4 Therapie

Behandlung abhängig von der Organbeteiligung bzw. der dominierenden Kollagenoseform (s. dort). Glukokortikoide, bei hoher Aktivität Immunsuppression mit Azathioprin oder Ciclosporin

7 Vaskulitiden

7.1 Allgemeines

Vaskulitiden sind eine ätiologisch inhomogene Gruppe entzündlicher Gefäßerkrankungen, die durch eine äußerst variable klinische Symptomatik und einen nicht selten schweren Verlauf gekennzeichnet sind. Die Krankheitsbilder können sich überlappen und eine Vielzahl von Organen betreffen.

Es werden **primäre** (s. Tab.) und **sekundäre Vaskulitiden** unterschieden. Letztere können durch folgende Ursachen/Grunderkrankungen bedingt sein:
- Kollagenosen, RA, Sarkoidose, M. Crohn
- Paraneoplastisch
- Infektiös (z.B. Streptokokken, Borrelien, Hepatitis-, Herpesviren)
- Medikamentös (z.B. Antibiotika, NSAR, Basistherapeutika, Antihypertensiva, Thyreostatika, Zytostatika)

Klassifikation der primären Vaskulitiden*		
Befallene Gefäßregionen und Histologie	**Vaskulitis**	**Charakteristika**
Große Gefäße (LVV, large vessel vasculitis), v.a. an Kopf und Armen, granulomatöse Arteriitis	Riesenzellarteriitis, (Arteriitis temporalis)	Kopfschmerzen, „Kauschmerzen", Sehstörungen, oft assoziiert mit Polymyalgia rheumatica, ab dem 50. LJ
	Takayasu-Arteriitis	v.a. junge Frauen betroffen, vor dem 40. LJ, „pulseless disease", Claudicatio-Symptomatik der Arme
Mittelgroße Gefäße (MVV, medium vessel vasculitis), nekrotisierende Arteriitis	Panarteriitis nodosa	Fieber, Muskel- u. Gelenkschmerzen, Polyneuropathie, kolikartige Bauchschmerzen, Hodenschmerz (typ.!), Beteiligung von Nieren u. Koronararterien
	Kawasaki-Syndrom	Mukokut. Lymphknotensyndrom bei Kleinkindern, Koronaritis, Konjunktivitis
Kleine Gefäße (SVV, small vessel vasculitis), ANCA-assoziiert	Mikroskopische Polyangiitis (MPA)	Hauptsymptom Glomerulonephritis, evtl. pulmorenales Syndrom (diffuse alveoläre Hämorrhagie + rapid progressive Glomerulonephritis)

(pauci-immun = kein Nachweis von Immunkomplexen)	Granulomatose mit Polyangiitis (GPA)	Chron. Rhinitis/Sinusitis, Granulome (Lungenrundherde), Nephritis, evtl. pulmorenales Syndrom
	Eosinophile Granulomatose mit Polyangiitis (EGP[A]; Churg-Strauss-Syndrom)	Allergisches Asthma, allergische Rhinitis, Eosinophilie, flüchtige Lungeninfiltrate
Kleine Gefäße, Immunkomplexvaskulitis (nicht ANCA-assoziiert)	IgA-Vaskulitis, (Purpura Schönlein-Henoch)	Infektassoziiert, v.a. Kinder betroffen, Petechien, Gelenkbeteil., kolikartige Bauchschmerzen, Mikro-/Makrohämaturie
	Essenzielle kryoglobulinämische Vaskulitis	Palpable Purpura + Arthritis + Nephritis (PAN-Syndrom), Neuropathie
	Anti-glomeruläre Basalmembranvaskulitis	
	Hypokomplementämische Urtikariavaskulitis	
Vaskulitiden, die Gefäße unterschiedlicher Größe befallen (VV=variable vessel vasculitis)	M. Behçet	Rezidivierende orale u. genitale Aphthen, Uveitis, Thrombophlebitiden/Thrombosen, Hautläsionen (Pusteln, Pyodermien), evtl. Beteiligung des GI-Traktes, ZNS und von Gelenken
	Cogan-Syndrom	junge Erwachsene; zwei Hauptmerkmale: interstit. Keratitis u. vestibulärauditor. Dysfunktion (DD M. Menière), Assoziation mit system. Vaskulitiden mögl., unspezif. Merkmale wie Arthritiden, Myalgien, Fieber, Lymphadenopathie, Perikarditis, Fatigue, Gewichtsverlust und Hepatitis, Th: Prednisolon (auch top.), Ciclosporin, MTX, ggf. Cyclophosphamid
Vaskulitiden eines Organs (SOV=single organ vasculitis)	Kutane leukozytoklastische Angiitis	Palpable Purpura, keine systemische Beteiligung
	Kutane Arteritis	
	Primäre Angiitis des ZNS	
	Isolierte Aortitis	

7 Vaskulitiden

Vaskulitiden, die mit einer system. Erkrank. assoziiert sind (vasculitis associated with systemic disease)	Vaskulitis bei SLE
	Vaskulitis bei RA
	Vaskulitis bei Sarkoidose
Vaskulitiden, die wahrscheinlich mit einer Erkrankung assoziiert sind (vasculitis with probable etiology)	HCV-assoziierte Kryoglobulinämische Vaskulitis
	Medikamentenassoziierte Immunkomplex-Vaskulitis
	Medikamentenassoziierte ANCA-assoziierte Vaskulitis
	Paraneoplastische Vaskulitis

Jennette JC, Chapel-Hill-Klassifikation 2012 in press, proposal of the consensus conference 2011

Definition große Gefäße: Aorta und abgehende Äste zu den verschiedenen Körperregionen (Extremitäten od. Kopf); mittelgroße Gefäße: viszerale Hauptarterien, z.B. Leber, Niere, Herz od. Intestinum; kleine Gefäße: mit Verbindung zu Arteriolen. Die Klassifikationskriterien der verschiedenen Vaskulitisformen können unter http://dgrh.de/klassifikationskriterien.html heruntergeladen werden.

7.2 Leitsymptome

Eine Vaskulitis sollte immer dann in Betracht gezogen und abgeklärt werden, wenn eine chronische bzw. progressive Entzündung **nicht auf eine antibiotische Therapie anspricht** und gleichzeitig **Anzeichen einer Organischämie** bestehen (z.B. Nekrosen, Angina, Claudicatio). Häufig bestehen zusätzlich Allgemeinsymptome wie Gewichtsverlust, Nachtschweiß oder Fieber.

Leitsymptom(e)	Erkrankung	Hinweisend auf
Schläfenkopfschmerz, A. temporalis bei Palpation schmerzhaft und verhärtet	Arteriitis temporalis	Riesenzellarteriitis
Gerötetes Auge	Episkleritis	• Granulomatose mit Polyangiitis • M. Behçet
Petechien (nicht wegdrückbare Hauteinblutungen)	Leukozytoklastische Vaskulitis	• Granulomatose mit Polyangiitis • Mikroskopische Polyangiitis • Kryoglobulinämische Vaskulitis • Eosinophile Granulomatose mit Polyangiitis (EGP) • Purpura Schönlein-Henoch
Schmerzhafte Hautknoten	Kutane Granulome	Granulomatose mit Polyangiitis
	Nodöse Vaskulitis	Panarteriitis nodosa

Chronische, oft blutige u./od. borkige Rhinitis	Granulomatöse Sinusitis	Granulomatose mit Polyangiitis
Husten, Dyspnoe	Granulom (im Rö Lungenrundherde)	Granulomatose mit Polyangiitis
	Allerg. Asthma (pathol. Lungenfunktion)	EGP
Inspiratorischer Stridor	Subglott. Stenose	Granulomatose mit Polyangiitis
Husten mit blutigem Sputum	Alveoläre Hämorrhagie	• Granulomatose mit Polyangiitis • Mikroskopische Polyangiitis
Angina pectoris	Koronarinsuffizienz bei koronarer Vaskulitis	• Panarteriitis nodosa • Takayasu-Arteriitis • EGP
Postprand. Bauchschmerzen, (blut.) Durchfälle	Mesenterialischämie	• Panarteriitis nodosa • EGP
Parese (z.B. Fußheberschwäche, eingeschränkter Zehengang oder Krallenhand)	Schwerpunktneuropathie	• Panarteriitis nodosa • Granulomatose mit Polyangiitis • EGP • kryoglobulinämische Vaskulitis
Claudicatio-Symptomatik der Arme, Blutdruckdifferenz zw. den Armen	Stenose im Bereich von Aorta u./od. großen Arterien	• Takayasu-Arteriitis • Riesenzellarteriitis
Ödeme an Beinen und im Gesicht	Glomerulonephritis	• Mikroskopische Polyangiitis • Granulomatose mit Polyangiitis • Kryoglobulinämische Vaskulitis • Purpura Schönlein-Henoch
Makro-/Mikrohämaturie, glom. Proteinurie		
Schmerzhafte Gelenkschwellung	Arthritis	Alle Vaskulitiden

7.3 Diagnostik

Grundlage der Diagnostik ist immer eine sorgfältige Anamnese und eine eingehende körperliche Untersuchung.

Labor	
Entzündungsparameter	BSG, CRP
Blutbild	BB, Diff-BB, Eosinophile
Nierenwerte	Krea, Harnstoff, Harnsäure

Leber- und Muskelenzyme	GPT, GOT, γ-GT, AP, CK
Serumeiweiße	Immunglobuline quantitativ, Komplement (C_3, C_4), zirkulierende Immunkomplexe, Kryoglobuline
Autoantikörper	ANA-Titer und -Fluoreszenzmuster, ANCA, Basalmembran-AK, RF
Infekt- und Fokussuche	Virusserologie (HBV, HCV, HIV), Blutkultur
Urin	Urinstatus mit Sediment, 24-h-Sammelurin (Kreatin-Clearance, Eiweißdifferenzierung)
Bildgebung	
Röntgen	Thorax in 2 Ebenen, ggf. HR-CT
Sonografie	Abdomen
Angiografie/DSA, farbcodierte Duplexsonografie	Betroffene Gefäße
Funktionsdiagnostik	
Herz	EKG, Echo
Biopsie	Histologie

Autoantikörper

- **Kryoglobulin-Nachweis:** Modalitäten bei der Blutentnahme beachten! Vorgewärmtes Serumröhrchen (37 °C), 2 h bei 37 °C inkubieren, dann zentrifugieren und ins Labor senden; Kryoglobuline präzipitieren nach 48 h bei 4 °C; in > 90 % Kryoglobulinämie II (monoklonales IgM, seltener IgG, mit RF-Aktivität + polyklonales IgG), meist durch chron. HCV-Infektion verursacht
- **ANCA-Nachweis:** spezifisch für Antigene in den Granula der Neutrophilen und den Lysosomen der Monozyten; Unterscheidung in zytoplasmatische c-ANCA, die sich zu 90 % gegen Proteinase 3 (PR-3-ANCA) richten, und in perinukleäre p-ANCA, die sich zu 90 % gegen Myeloperoxidase (MPO-ANCA) richten

ANCA-Nachweis je nach zugrunde liegender Vaskulitis

Erkrankung	p-ANCA	c-ANCA
GPA, Initialstadium	< 5 %	40–50 %
Generalisierte GPA	0–30 %	> 90 %
Mikroskopische Polyangiitis	60–75 %	15–40 %
EGPA	10–40 %	0–30 %

7.4 Therapie

- **Glukokortikoide:** häufig Mittel der 1. Wahl, anfangs hoch dosiert oral oder i.v. (Puls-Therapie), besonders wirksam bei Riesenzellarteriitis, Takayasu-Arteriitis, systemischen nekrotisierenden Vaskulitiden
- **Immunsuppressiva:** zusätzlich zur Glukokortikoidtherapie, bei Steroid-Kontraindikation oder als Basistherapie; zum Einsatz kommen meist MTX und Azathioprin, Rituximab (ANCA-assoziierte Vaskulitiden), aber auch Ciclosporin und zunehmend Mycophenolat
- **Zytostatika:** bei schweren u. rasch progredienten Verläufen mit viszeraler Beteiligung, bei Glukokortikoid-Resistenz oder hohem Steroidverbrauch; Standardpräparat ist Cyclophosphamid → S. 155, Anwendung z.B. nach Fauci-Schema oder als Bolustherapie
- **Symptomatische Therapie:** je nach Organbefall
- **Bei sekundären Vaskulitiden:** Behandlung der Grundkrankheit, z.B. bei HBV- oder HCV-Infektion pegyliertes Interferon-α und Ribavirin
- **Plasmapherese/Immunadsorption:** bei lebensbedrohlichen Verläufen

7.5 Polymyalgia rheumatica (PMR)

Häufigste primäre Vaskulitis mit 20–50 Neuerkrankungen/100.000/J (Prävalenz 1 % bei älteren Patienten), Pat. > 65 J, F : M = 3 : 1; granulomatöse Arteriitis mittelgroßer und großer Arterien; 15–20 % der Pat. mit PMR haben zusätzlich eine Arteriitis temporalis [ICD-Nr. M35.3].

Klinik

- Plötzlicher Krankheitsbeginn innerhalb weniger Tage
- Allgemeinsymptome: Fieber, Abgeschlagenheit, Gewicht ↓, Nachtschweiß, häufig depressive Verstimmung
- **Heftige bilaterale Schmerzen im Nacken-Schulter-Oberarm-Bereich**, evtl. auch im Beckengürtel-Oberschenkel-Bereich, Verstärkung nachts, Morgensteifigkeit, Pat. vermeidet Bewegungen, passive Beweglichkeit o.B.

Diagnostik

Diagnosekriterien*

Eine PMR wird angenommen, wenn ohne Ultraschall mind. 4 von 6 Punkten, mit Ultraschall mind. 5 von 8 Punkten erfüllt sind (gilt für Pat. > 50 J. mit bds. Schulterschmerzen u. pathol. CRP u./od. BSG)

	Kriterium	Ohne Ultraschall	Mit Ultraschall
1	Morgensteifigkeit > 45 min	2	2
2	Hüftschmerzen od. Bewegungseinschränkung	1	1
3	Weder RF noch Anti-CCP-AK	2	2
4	Keine weiteren Gelenke beteiligt	1	1
5	Mind. an 1 Schulter Bursitis subdeltoidea/subacromialis u./od. Tenosynovitis d. Bizepssehne u./od. Synovitis glenohumeralis u. mind. 1Hüfte Synovitis u./od. Bursitis trochanterica	NA	1
6	Beide Schultern mit Bursitis subdeltoidea/subacrom. u./od. Tenosynovitis d. Bizepssehne u./od. Synovitis glenohumeralis	NA	1

nach Dasgupta et al.: Ann Rheum Dis 2012;71:484–492

- **Labor:** BSG > 40 mm in der 1. h, CRP ↑, Leberwerte ↑, Anämie, Leukozytose, Auto-AK neg.
- **Bildgebung:** in 80 % beidseitige Bursitis subdeltoidea bzw. subacromialis oder Tenosynovitis der langen Bizepssehne nachweisbar (Sono, MRT)
- **PE** der A. temporalis bei V.a. Arteriitis temporalis u./od. Augensymptome (Augenschmerzen, Sehstörungen, Gesichtsfeldeinschränkungen)

Differenzialdiagnosen

- Polymyositis (CK↑, Muskelschwäche ohne Schmerzen), Myalgien anderer Genese, z.B. para- od. postinfektiös
- Periarthropathia humeroscapularis acuta (i.d.R. einseitig)
- Hypothyreose (TSH ↑, BSG o.B.)
- Depression (BSG o.B.)
- andere rheumatologische Erkrankungen: Spätform einer RA (wichtigste DD! Verwechslung möglich), SLE, Fibromyalgie

Therapie

Glukokortikoide: meist reicht eine initiale Dosis von 10–20mg/d p.o. (Komorbiditäten und Gewicht einbezogen), langsame Dosisreduktion (bei > 10mg/d 2,5mg alle 2–4 Wo., bei ≤ 10mg/d um 1 mg alle 2–4 Wo.), gänzliches Ausschleichen nach frühestens einem Jahr, MTX kann eingesetzt werden, um Kortison einzusparen
Cave: Plötzliche Erblindung trotz Therapie möglich! Rezidive unvorhersehbar und noch nach Jahren möglich!
Ggf. physikalische Therapie.

7.6 Arteriitis temporalis

Synonyma: Riesenzellarteriitis, Arteriitis temporalis Horton, Arteriitis cranialis
Granulomatöse Arteriitis der Aorta und ihrer Hauptäste, v.a. der extrakraniellen Äste der A. carotis; Inzidenz 25–140 Fälle/100.000 Einwohner > 50 J, F : M = 2 : 1; bei 40–50 % der Pat. besteht zusätzlich eine PMR [ICD-Nr. M31.6].

Klinik

- Meist akuter oder subakuter Beginn, Allgemeinsymptome wie bei PMR
- **Leitsymptom temporaler u./od. frontaler Kopfschmerz**, häufig Spannungsgefühl der Kopfhaut, Empfindlichkeit beim Kämmen oder Haarewaschen
- Verdickung oder Pulsation der Temporalarterien oder lokaler Druckschmerz
- Claudicatio der Kau-, Schlund- und Zungenmuskeln, „Kauschmerzen"
- Sehstörungen bis hin zur Erblindung

Diagnostik

Klassifikationskriterien der Riesenzellarteriitis*
Es müssen ≥ 3 der 5 Kriterien erfüllt sein
Alter bei Krankheitsbeginn ≥ 50 J
Erstmalig aufgetretene oder neuartig lokalisierte Kopfschmerzen
Druckschmerz oder abnorme Pulsation der Temporalarterien
BSG ≥ 50 mm in der 1. h
Pathologischer PE-Befund der Temporalarterie

*nach Hunder GG et al.: The American College of Rheumatology 1990 criteria for the classification of giant cell arteritis. (Arthritis Rheum 1990; 33: 1122-8)

- **Labor:** BSG > 40 (50) mm in der 1. h, CRP ↑, Leberwerte ↑, Anämie, Leukozytose, Auto-AK negativ
- **Bildgebung:** Farbduplexsonografie (auch zum Nachweis hochgradiger Stenosen der A. carotis interna – bei Kollateralkreislauf über A. carotis externa oder Stenose Temporalisbiopsie kontraindiziert!), „Halo" (echoarmer Saum) im Verlauf der Temporalarterie, MRA

- **PE der A. temporalis:** 2–5 cm langes Biopsat, Stufenbiopsien, Biopsie bis 14 d nach Therapiebeginn möglich, PE darf Steroidtherapie wegen Erblindungsgefahr nicht verzögern!

Cave: Ramus posterior für PE wählen, da der Ramus anterior eine wichtige Verbindung zwischen A. carotis externa und A. ophthalmica darstellt!

Differenzialdiagnosen → S. 121

Therapie

- Glukokortikoide: 40–60 mg Prednisolonäquivalent/d p.o. für 2–4 Wo.
- Bei Augenbeteiligung oder Komplikationen 250–500 mg Prednisolonäquivalent/d i.v.
- Langsame Dosisreduktion (auf 20 mg innerhalb der ersten 2 Mo., ab 10 mg/d p.o. um 1mg alle 2–4 Wo. reduzieren), gänzliches Ausschleichen nach frühestens 2 Jahren

Cave: Zu rasche Dosisreduktion oder plötzliches Absetzen der Steroide kann eine Erblindung provozieren und eine Addison-Krise hervorrufen, die tödlich sein kann!

- ASS 100 mg/d p.o.: kann bei Gesichtsfeldverlusten weitere Komplikationen verhindern
- Methotrexat kann eingesetzt werden, um Kortison zu sparen
- Positive Fallbereichte zu Tocilizumab

7.7 Granulomatose mit Polyangiitis (GPA)

Synonym: M. Wegener, Wegener-Granulomatose
Nekrotisierende und granulomatöse Vaskulitis der kleinen und mittleren Gefäße, die primär den HNO-Trakt und die Atemwege befällt; später generalisierte Vaskulitis mit HNO-, Lungen- und Nierenbefall, unbehandelt hohe Letalität; 1–5 Fälle/100.000 Einwohner, Erkrankungsgipfel 40.–50. Lj., M = F [ICD-Nr. M31.3].

Klinik

- **Initialstadium:** „Therapierefraktäre" chron. Rhinitis, Sinusitis, Bronchitis, Otitis; verstopfte Nase mit Borkenbildung, Nasenbluten, evtl. Ulzerationen (Nasenseptum), Sattelnase, Granulome der Lunge
- **Generalisationsstadium:** Allgemeinsymptome (Fieber, Gewicht ↓), Arthralgien, Myalgien
- **Niere:** (rapid progressive) Glomerulonephritis, Niereninsuffizienz
- **Lunge:** Dyspnoe, alveoläre Hämorrhagie, evtl. pulmorenales Syndrom
- **Augen:** Episkleritis, Uveitis, Konjunktivitis, Exophthalmus
- **Haut:** Purpura, Livedo racemosa, Ulzerationen (Pyoderma gangraenosum)
- **Nervensystem:** Polyneuropathie, Mononeuritis multiplex, Hirnnervenneuritis
- **Herz:** Perikarditis und Koronariitis in 10 %

Granulomatose mit Polyangiitis (GPA)

Diagnostik

Klassifikation der GPA*
Es müssen ≥ 2 der 4 Kriterien erfüllt sein
Entzündung in Nase od. Mund mit Ulzeration od. eitrigem/blutigem Nasensekret
Lungeninfiltrat im Rö-Thorax: Rundherd, Verschattung od. Kaverne
Patholog. Urinsediment: Mikrohämaturie od. Erythrozyten-Zylinder (> 5 Erys/ Gesichtsfeld)
Biopt. nachgewiesene granulomatöse Entzündung in art. Gefäßwand od. perivaskulär

*nach Leavitt RY et al.: The American College of Rheumatology 1990 criteria for the classification of Wegener's granulomatosis. (Arthritis Rheum 1990; 33: 1101-7)

- **Labor:** BSG + CRP ↑, BB: Leuko-/Thrombozytose, Nachweis von cANCA (Proteinase-3-AK) zu 95 % bei GPA, Urindiagnostik: Erythrozyten(-Zylinder), Proteinurie
- **Bildgebung:** Rö, ggf. HR-CT od. MRT, Nachweis von Granulomen/Schleimhautschwellung in Lunge und HNO-Bereich
- **PE:** endonasale Biopsie (histol. Granulome u./od. Vaskulitis), bei neg. Befund wiederholte PE

Differenzialdiagnosen

Infektiöse HNO- u. Lungenerkrankungen (GPA spricht nicht auf Antibiotika an!), andere Vaskulitiden, andere granulomatöse Erkrankungen (z.B. Sarkoidose, Immundefekte), Goodpasture-Syndrom

Therapie

- **Initialstadium:** MTX niedrig dosiert, auch bei milden Verläufen
- **Generalisationsstadium:** Remissionsinduktion mit Glukokortikoiden und Cyclophosphamid sowie Rituximab, ggf. Glukokortikoide i.v. als Bolus und Plasmapherese/ Immunadsorption; Remissionserhaltung mit MTX od. Azathioprin, verschiedene Schemata möglich, PCP-Prophylaxe mit Trimethoprim-Sulfamethoxazol 80/400 mg/d p.o. und Zystitisprophylaxe (Mesna) bei Cyclophosphamidtherapie beachten

7.8 Weitere ANCA-assoziierte Vaskulitiden

	Eosinophile Granulomatose mit Polyangiitis	Mikroskopische Polyangiitis
Definition	Nekrotisierende Vaskulitis der kleinen Gefäße, Granulome, Eosinophilie, Asthma	Nekrotisierende Vaskulitis der kleinen Gefäße, keine Granulome
Epidemiologie	sehr selten, 40.–50. Lj., M : F = 2 : 1	sehr selten, F = M
Klinik	• Allergisches Asthma/Rhinitis, Polyposis nasi • Flüchtige Lungeninfiltrate, evtl. Fieber • Purpura • Mononeuritis multiplex • Kardiale Beteiligung: eosinophile granulomatöse Myokarditis, Koronariitis	• Glomerulonephritis (obligat), evtl. rapid progr. GN • Arthralgien, Myalgien, Fieber • Alveoläre Hämorrhagie, Dyspnoe, in 13 % fibrosierende Alveolitis • In schweren Fällen pulmorenales Syndrom • Mono-/Polyneuritis • Purpura, subkut. Knötchen
Diagnostik	BSG ↑, Bluteosinophilie (> 10 %), IgE ↑, in 60 % ANCA positiv → S. 119, Rö-Thorax, evtl. HR-CT (Infiltrate)	BSG ↑, in 90 % ANCA, in 60 % MPO-ANCA positiv → S. 119, Krea + Harnstoff ↑, Erys + Eiweiß im Urin, ggf. Nierenbiopsie
DD	Andere Vaskulitiden, v.a. Granulomatose mit Polyangiitis u. Panarteriitis nodosa, Hyper-IgE-Syndrom anderer Genese	Andere Vaskulitiden, v.a. Granulomatose mit Polyangiitis, SLE, Goodpasture-Syndrom
Therapie	Glukokortikoide, Remissionserhaltung mit Azathioprin od. MTX, bei kardialer Beteiligung Cyclophosphamid	Wie Granulomatose mit Polyangiitis

7.9 Retroperitoneale Fibrose (M. Ormond)

Inflammator. fibrosierende Erkrankung im retroperitonealen Fettgewebe, die Aorta abdominalis, Iliakalarterien u. Ureteren ummauert (DD IgG4-assoziiert), unspezif. Allgemeinsymptome, häufig akute Phase-Reaktion, z.T. ANA pos., IgG4 ↑, bei Ansprechen auf Prednisolon gute Prognose, bei fehlendem Ansprechen Komplikationen obstruktive Nephropathie, abdominelles Aortenaneurysma, Angina abdominalis) möglich, Immunsuppressiva (MTX, Ciclosporin, Mycophenolat, Cyclophosphamid) oder Tamoxifen erwägen, ggf. Kombination

7.10 M. Behçet

Chronisch-entzündliche Systemerkrankung, die oft schubweise verläuft und mit einer systemischen Vaskulitis von Arterien und Venen aller Größen einhergeht; besonders häufig im Mittelmeerraum und in Asien (Türkei, Iran, Israel, Japan); Prädilektionsalter 20–40 J, F = M [ICD-Nr. M35.2].

7.10.1 Klinik

Sehr variable Ausprägung, häufig benigner Verlauf
- **Klassische Trias:** rezidivierende **orale Aphthen** (in nahezu 100 %), > 5 sehr schmerzhafte Aphthen pro Schub, typisch: sehr große Aphthen (Major-Aphthen ⌀ > 1 cm), die erst nach Wochen narbig abheilen; **Genitalulzera** (in 80 %), **Uveitis/ Hypopyoniritis** (in 60–70 %), Erblindung möglich!
- **Haut:** Klassifikationskriterien → S. 127
- **Gelenke** (in 70 %): Oligoarthritis v.a. der unteren Extremität, Sakroiliitis
- **GI-Trakt** (in 30 %): Granulome, Ulzera, Perforationen, Veränderungen ähnlich M. Crohn
- **ZNS** (in 30 %): Enzephalitis, Meningitis, psychotische Symptome, Hirnstammsymptomatik, Sinusvenenthrombose
- **Vaskulitis großer Gefäße:** arterielle u. venöse Thrombembolien, angiografisch gehäuft Gefäßverschlüsse und Aneurysmen nachweisbar

7.10.2 Diagnostik

Klassifikationskriterien des M. Behçet*	
Es müssen das Hauptkriterium + 2 Nebenkriterien erfüllt sein	
Hauptkriterium (obligat)	Rezidivierende orale Ulzerationen (aphthös oder herpetiform) ≥ 3-mal pro Jahr
Nebenkriterien	• Rezidivierende genitale Ulzerationen od. Vernarbungen • Augenläsionen wie Uveitis anterior u./od. posterior, Zellen im Glaskörper (anhand Spaltlampenuntersuchung diagnostiziert) od. Retinavaskulitis • Hauterscheinungen wie Erythema nodosum, papulöse, pustulöse od. akneiforme Hautveränderungen jenseits der Pubertät u. ohne vorherige Steroidtherapie • Positiver Pathergie-Test (Ablesung durch den Arzt nach 24–48 h)

*nach International Study Group for Behçet's Disease: Criteria for diagnosis of Behçet's disease. (Lancet 1990; 335: 1078-80)

- **Labor:** Entzündungsparameter ↑, kein AK-Nachweis
- **Pathergie-Test:** Auftreten einer Papel (⌀ > 2 mm) 24–48 h nach einem einfachen Nadelstich bzw. nach NaCl i.c. an der Innenseite des Unterarms
- **PE:** Nachweis granulozytärer Infiltrate in der Gefäßwand u. perivaskulär
- **Augenärztliches Konsil**

7.10.3 Differenzialdiagnosen

Rezidivierende benigne Aphthen, med. induzierten Aphthen, HSV-Infekt., andere Kollagenosen u. Vaskulitiden, reaktive Arthritiden, bei GI-Beteiligung: Crohn/Colitis ulcerosa

7.10.4 Therapie

Individuell je nach Art u. Schweregrad des Organbefalls, Studienlage knapp
- Schwere Organverläufe je nach Organbeteiligung, z.B. Uveitiden (anterior: top. Steroide u. Mydriatika; posterior: hochdosiert Glukokortikoide u. Immunsuppressiva in Komb. (drohender Visusverlust); für Glukokortikoide gilt bis zu 2mg/kg/d p.o., bei schweren Organverläufen Methylprednisolon je 1g i.v. an drei Folgetagen; Immunsuppressiva: Azathioprin, Cyclophosphamid, MTX, Leflunomid, Cyclosporin, evtl. Interferon-α oder TNF-α-Blocker (Off-Label); bei ausgeprägter neurologischer oder angiologischer Problematik interdisziplinäres Therapiekonzept erörtern

7.11 Erythema nodosum

7.11.1 Grundlagen

Charakteristische Hauterscheinung, die früher den Vaskulitiden zugeordnet wurde, jetzt aber als Entzündung des Unterhautfettgewebes (als Sonderform einer Pannikulitis) klassifiziert wird; Prädilektionsalter 25–40 J, F : M = 4 : 1 [ICD-Nr. L52].
Ätiologie
- Genetische Disposition, familiäres Auftreten beschrieben
- Infektionen: z.B. Streptokokken, Salmonellen, Tuberkulose, Yersinien, Chlamydien
- Entzündliche Erkrankungen: z.B. Sarkoidose (Löfgren-Syndrom), M. Behçet, chron.-entzündl. Darmerkrankungen
- Malignome: z.B. M. Hodgkin, Leukämien
- Medikamente: z.B. Sexualhormone, Sulfonamide, Antirheumatika
- Gravidität

7.11.2 Klinik

- **Prodromi:** Gelenkbeschwerden, evtl. Fieber
- **Haut:** Aufschießen mult. subkut. Knoten (⌀ 2–5 cm), hellrot bis livide, sehr schmerzhaft, v.a. an beiden US-Streckseiten, auch an Beugeseiten und Armen möglich

7.11.3 Diagnostik

- **Labor:** BSG ↑, Leukozytose, ggf. Antistreptolysin-O-Titer ↑
- Suche nach der **Grunderkrankung**! (Rö-Thorax, ggf. Koloskopie)
- **DD:** Sweet-Syndrom (Akute febrile neutrophile Dermatose)

7.11.4 Therapie

- Symptomatisch, da selbstlimitierend od. sich mit Beh. der Grunderkrankung bessert
- Bettruhe, Kompressionsverbände, Kühlung
- Medikamentös: NSAR, Therapie der Grundkrankheit, Glukokortikoide nur nach Ausschluss einer Infektion, Kaliumiodid (360–900 mg/d in 3 Einzeldosen)

8 Deg.-rheumat. Erkrankungen (Arthrosen)

Häufigste Gelenkerkrankung, zunehmende Inzidenz im höheren Lebensalter. Arthrosen sind primär nichtentzündliche, langsam progrediente degenerative Erkrankungen des Gelenkknorpels. Sie sind differenzialdiagnostisch bei der Abklärung verschiedener rheumatologischer Erkrankungen wie etwa der RA auszuschließen.

Differenzialdiagnose Arthrose – RA		
	Rheumatoide Arthritis	**Arthrose**
Anamnese		
Prodromalstadium	Wochen bis Monate	Jahre
Schmerz	• Anlaufschmerz • Ermüdungsschmerz • Druckschmerz (typisch: schmerzhafter Händedruck)	**Frühstadium** • Anlaufschmerz • Ermüdungsschmerz • Belastungsschmerz (abends > morgens) **Spätstadium** • Dauerschmerz • Nachtschmerz • Muskelschmerz
Steifigkeit	Morgensteifigkeit > 30 min	„Rezidivierende Gelenksteife": Anlaufschmerz (meist ≤ 15 min) nach Ruhephasen, v.a. morgens
Modalitäten	Kältetherapie wirkt schmerzlindernd	Besserung durch Wärmeanwendungen
Befund		
Allgemeinsymptome	Evtl. grippeähnlich, Fieber, Abgeschlagenheit, Myalgie	Keine
Gelenkbefall	Symmetrischer Befall mehrerer kleiner Gelenke, v.a.: • Fingergelenke (MCP, PIP) • Handgelenke • Zehengrundgelenke	1 Fingerpolyarthrose (DIP, PIP) 2 Daumensattelgelenk 3 Facettengelenke 4 Knie 5 Hüfte 6 Großzehengrundgelenk (nach absteigender Häufigkeit)

Inspektion u. Palpation	**Je nach Stadium** • Anfangs v.a. Auftreibung kleiner Gelenke • Später typische Deformationen → S. 45	Ggf. Verdickung der Gelenkkontur, tastbare Osteophyten
Funktionsprüfung	Tastbarer Gelenkerguss, palpable Synovia-Schwellung, pos. Gaenslen-Zeichen	Endphasenschmerz, Beweglichkeit eingeschränkt, Krepitation, evtl. Fehlstellung, Muskelatrophie, Instabilität
Diagnostik		
Labor	Entzündungsparameter ↑, Leukozytose, RF u. Anti-CCP pos., evtl. Eisen ↓	o.B. (bei aktivierter Arthrose ggf. Entzündungsparameter ↑)
Röntgen	• Gelenknahe Osteoporose • Konzentrische Gelenkspaltverschmälerung • Subchondrale Erosionen/Usuren • Keine Osteophyten • Knöcherne Ankylose, Subluxationen	• Exzentrische Gelenkspaltverschmälerung • Subchondrale Sklerosierung • Osteophyten u. Geröllzysten • Deformierung
Synoviaanalyse	Entzündlicher Erguss (weiß/gelb, flockig/trüb, Viskosität ↑, Zellzahl 3000–50.000/µl, Neutrophile 50–75 %, evtl. Nachweis von Rhagozyten)	Reizerguss (hellgelb, klar, Viskosität ↓, Zellzahl < 2000/µl, Neutrophile < 50 %)

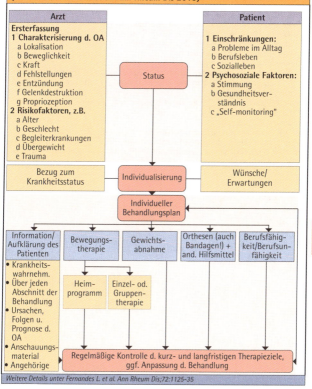

8 Deg.-rheumat. Erkrankungen

Die medikamentöse Therapie der Arthrose beinhaltet vorrangig das Ziel der Analgesie. Trotz vieler Ansätze auch krankheitsmodifizierende und damit gelenkerhaltende Therapien zu entwickeln, ist bislang kein sogenanntes "disease-modifying osteoarthritis drug" zugelassen worden. Eingesetzt werden:

- Systemische und topische Analgetika (→ S. 55)
  - NSAR > schwachwirksame Opiode (CAVE: Chronizität d. Erkrankung) > Serotonin-Noradrenalin-Reuptake-Inhibitoren (Duloxetin/Venlafaxin)
  - WHO-Stufenschema beachten
- Intraartikuläre Injektionen
  - Glukokortikosteroide sind den Lokalanästhetika (CAVE: Chondrozytennekrose) zu bevorzugen, dennoch sollten ausreichende Abstände zwischen den Injektionen liegen (ca. 3 Monate)
  - Viskosupplementation: Hyaluronsäureprodukte (v. a. bei ausgeprägten internistischen Komorbiditäten)
  - Radiosynoviorthese
- Selten Basistherapeutika (Hydroxychloroquin, Methotrexat)
- "Symptomatic slow acting drugs for osteoarthritis" (SYSADOA): Zusammensetzung verschiedener Glycosaminoglykane (Chondroitinsulfat, Glucosaminsulfat, Glucosaminhydrochlorid)
- ggf. Strontiumranelat, Vitamin D

… Gicht

9 Metabolische Arthropathien

9.1 Gicht

9.1.1 Grundlagen

Synonym	Arthritis urica [ICD-Nr. M10]
Definition	Kristallarthropathie mit Uratablagerungen in Gelenken und extraartikulär als Tophi infolge einer Störung des Purinstoffwechsels mit charakteristischer Hyperurikämie; kann auch zu Uratnephrolithiasis und Uratnephropathie führen
Epidemiologie	• 20 % der Bevölkerung weisen eine Hyperurikämie (Serum-Harnsäure > 6,0 mg/dl bzw. 357 µmol/l bei F, > 7,0 mg/dl bzw. 416 µmol/l bei M) auf, davon leidet etwa jeder 10. an einer Arthritis urica • M : F = 10 : 1, Manifestationsalter meist 40.–60. Lj., bei M evtl. ab 20. Lj., Frauen i.d.R. erst nach der Menopause betroffen (urikosurische Wirkung der Östrogene)
Ätiologie	• **Primäre Gicht** (in > 90 %): zu 99 % renal-tubuläre Ausscheidungsstörung für Harnsäure, teils familiär gehäuftes Auftreten; assoziiert mit metabolischem Syndrom, Adipositas, Diabetes mellitus, Bluthochdruck, Hypertriglyzeridämie, Fettstoffwechselstörungen, Alkoholkonsum • **Sekundäre Gicht** – **Durch vermehrte Harnsäurebildung:** erhöhter Harnsäure-Turnover bei hämatologischen Erkrankungen, Tumorlyse-Syndrom bei Chemotherapie/Radiatio – **Durch verminderte Harnsäureausscheidung:** Niereninsuffizienz, Ketoazidose (Fasten, Diabetes mellitus), medikamentös (Schleifendiuretika, Thiazide, Ciclosporin)

9.1.2 Klinik

4 Krankheitsstadien
1 Asymptomatische Hyperurikämie
2 Akuter Gichtanfall
3 Interkritische Gicht (symptomloses Intervall zwischen akuten Anfällen)
4 Chronische (tophöse) Gicht
Klassische Trias: Hyperurikämie, akute Gichtanfälle, Tophi (heute nur in 10 % der Fälle)

9 Metabolische Arthropathien

Akuter Gichtanfall

Auslösende Faktoren: Alkohol, purinreiche Mahlzeiten, Fasten, Exsikkose, Trauma, Infektionen, Operationen
- Gichtanfall beginnt häufig während der Nacht, starke Schmerzen (Gewicht der Bettdecke wird nicht ertragen), starkes Krankheitsgefühl: evtl. Fieber, Übelkeit
- Typisch: Monarthritis der unteren Extremität, in 60 % Großzehengrundgelenk (Podagra), Gelenk gerötet, überwärmt und geschwollen
- Extraartikuläre Anfälle sind möglich, Manifestation als Bursitis oder Tendovaginitis
- Leichte Anfälle klingen nach Stunden bis 2 d von selbst ab, schwere innerhalb 14 d
- Anfallsintervalle schwanken stark, meist Monate bis Jahre, verkürzen sich oft mit zunehmender Krankheitsdauer

Chronische (tophöse) Gicht

Persistierende, klinisch manifeste Polyarthritis; Tophi (Ablagerungen von Uratkristallen, schimmern oft weißlich durch die Haut) entstehen ab einer Krankheitsdauer von 5–15 J, Anzahl nimmt mit Erkrankungsdauer zu.
- **Weichteiltophi:** an Händen, Füßen, Ohrmuscheln, Bursen (große Tophi v.a. an Bursa olecrani!), Sehnenscheiden
- **Knochentophi** mit fortschreitender Gelenkdestruktion, Nachweis im Röntgenbild
- Tophi selbst sind schmerzlos, es können sich aber Anfälle auflagern oder durch Ulzeration Infektionen auftreten

Extraartikuläre Manifestationen

- In 20% **Uratnephrolithiasis:** Uratsteine geben im Rö-Bild keinen Steinschatten, erhöhte Gefahr für HWI
- **Uratnephropathie:** primär abakterielle interstitielle Nephritis, v.a. bei langdauernden Verläufen und unbehandelter Gicht; **Frühsymptom Albuminurie**
- Selten obstruktive Uratnephropathie mit Gefahr des akuten Nierenversagens durch Verstopfung von Nierentubuli und Ureteren bei Anfall hoher Harnsäuremengen (z.B. bei Chemotherapie)

9.1.3 Diagnostik

Eine Gicht gilt als wahrscheinlich, wenn diese **3 Kennzeichen eines typischen Anfalls** vorhanden sind:
1. Akute **Monarthritis** (selten polyartikuläres Auftreten, dann aber einzelne Gelenke oft nacheinander betroffen)
2. Maximum der Beschwerden entwickelt sich **innerhalb weniger Stunden**
3. **Spontane Rückbildung** der Beschwerden innerhalb 1 bis 2 Wochen

Die Diagnose gilt als abgesichert, wenn mehrmals **erhöhte Harnsäurewerte** bestimmt wurden oder die **Anfälle prompt auf Colchicin ansprechen**.

Gicht 135

Diagnostisch beweisend sind (phagozytierte) **Uratkristalle im Gelenkpunktat** oder im Gewebe (Tophi, Harnsäurenachweis durch Murexidprobe).
- **Labor:** Harnsäure ↑ (nicht obligat!), im akuten Anfall BSG ↑, Leukozytose; ggf. Nierenretentionswerte ↑ und Proteinurie, Harnsäureausscheidung im 24-h-Urin
- **Bildgebung:** bei chronischer Gicht typische Anzeichen im Rö-Bild:
  – Stanzlochdefekte, Usuren, Zysten, Tophusstachel, überhängende Knochenränder
  – v.a. Metaphysen der Metakarpal- und Metatarsalknochen, Interphalangealgelenke der Finger und Zehen betroffen
- **Synoviaanalyse:** Leukozyten ↑ (10.000–40.000 Zellen/µl), von Granulozyten **phagozytierte Uratkristalle sind diagnostisch beweisend**, polarisationsmikroskopisch nadelförmige, negativ doppelbrechende Kristalle
- **Tophus-Punktat:** Entleerung eines kreidigen, weißlichen Materials, in dem sich polarisationsmikroskopisch Uratkristalle zeigen

9.1.4 Differenzialdiagnose

Akuter Gichtanfall: infekt. Arthritis, reaktive Arthritis, andere Kristallarthropathien (v.a. Chondrokalzinose, Periarthritis calcarea generalisata), aktivierte Arthrose, PsA
Chronische Gicht: RA, PsA

9.1.5 Therapie des akuten Gichtanfalls

- Ruhigstellung, Kühlung des betroffenen Gelenks
- **Colchicin** (Vorsicht bei NI!) unterschiedliche Therapieschemata, meist ist eine niedrigdosierte Therapie mit 1 mg zu Beginn des Anfalls und 0,5 mg nach 1h ausreichend, ggf. 0,5-1mg alle 1-2h fortführen (max. 8 mg/d), kann gleichzeitig die Diagnose sichern; NW beachten (Übelkeit, Durchfall, Agranulozytose-Risiko), Schwangerschaft ausschließen (nach Therapie 6 Mo. Konzeptionsschutz)!
- **NSAR**, z.B. Diclofenac (bis 150 mg/d) oder Ibuprofen (bis 2.400 mg/d), oder COX-2-Hemmer Etoricoxib (120 mg/d, max. Behandlungsdauer 8 Tage)
- Weitere Option: **Glukokortikoide** intraartikulär oder 20–40 mg/d p.o.
- **Canakinumab** 150 mg s.c. während des Anfalls zur symptomatischen Behandlung (bei Patienten mit häufigen Gichtanfällen > 3/a, bei denen Colchicin, NSAR und Steroide nicht verträglich, unwirksam oder kontraindiziert sind)

Anfallsprävention durch Harnsäuresenkung

- **Änderungen des Lebensstils:** ggf. langsame Gewichtsabnahme, mehr Bewegung, purinarme Kost (Innereien und Meeresfrüchte meiden, reichlich pflanzliche Kost, Milch und Milchprodukte), fruktosehaltige Getränke und Alkohol (v.a. Bier) einschränken, Trinkmenge > 2 l/d
- **Med. Therapie** mit Urikostatika oder Urikosurika nicht im akuten Gichtanfall beginnen

9 Metabolische Arthropathien

- **Urikostatika:** hemmen Xanthinoxidase, Allopurinol 100–300 (max. 600) mg/d, einschleichend beginnen, alle 2 W um 100 mg/d steigern, alternativ bei Unverträglichkeit oder KI für Allopurinol: Febuxostat 80–120 mg/d
- **Urikosurika:** Benzbromaron 20–100 mg/d oder Probenecid 2 x 250–500 mg/d, KI: Uratnephropathie, -steine
- Bei Nephropathie oder Tophi: Alkalisierung des Urins (z.B. mit Uralyt-U®), Ziel-pH 6,2–6,8
- Ggf. Colchicin niedrigdosiert (0,5–1 mg/d) zur Anfallsprophylaxe 6 Wo bis 6 Mon.

9.2 Weitere metabolische Arthropathien

Erkrankung/Ursache	Klinik	Diagnostik
Chondrokalzinose (Pseudogicht): Ablagerungen von Kalziumpyrophosphatdihydrat-Kristallen im Knorpel	Evtl. asymptomatisch, nur radiologischer Zufallsbefund **Akute Form:** Pseudogicht-Anfall, mono- oder polyartikulär, häufig MCP II/III sowie Kniegelenk, fast nie Großzehengrundgelenk betroffen **Chronische Form:** arthrotische Beschwerden mit Anlauf-, Bewegungs- und Ruheschmerz	**Labor:** Entzündungsparameter, BSG ↑, Harnsäure n **Synoviaanalyse:** rhomboide Kalziumpyrophosphatkristalle **Röntgen:** Verkalkungen in Menisken und hyalinen Knorpeln
Periarthritis calcarea generalisata (Hydroxylapatit-Arthropathie): Ablagerungen von Hydroxylapatit-Kristallen	Bild einer Gicht oder Pseudogicht mit Arthritis und Periarthropathie, häufig Schultergelenk betroffen	**Labor:** im Anfall BSG ↑, ansonsten meist o.B. **Synoviaanalyse:** Nachweis von basischem Kalziumphosphat **Röntgen:** zarte periartikuläre Verkalkungern
Hämochromatose-Arthropathie: Hämosiderinablagerungen im Gelenk bei primärer Hämochromatose (korreliert nicht mit Grad der Eisenüberladung)	Langsam progredienter Verlauf, Morgensteifigkeit < 30 min, Anlaufschmerz und Bewegungseinschränkung, v.a. MCP sowie Knie und Hüfte betroffen **Weitere Hämochromatose-Anzeichen:** Oberbauchbeschwerden bei Leberzirrhose, Hautpigmentierung, Diabetes mell., Hypogonadis-	**Labor:** Serumeisen, Serumferritin, Transferrinsättigung ↑, genetische Untersuchung (mutiertes Gen (>90 % homozygot f. C282Y-Mutation; sehr selten HJV o. SLC11A3, Raritäten sind HAMP o. TFR2) **Röntgen:** typische Arthrosezeichen, hakenförmige Osteophyten, subchrondrale Sklerose und Zysten, Chon-

Weitere metabolische Arthropathien

	mus, Kardiomyopathie, Osteoporose	drokalzinose
Oxalose-Arthropathie: artikuläre und periartikuläre Kalziumoxalatablagerungen bei Oxalose	**Akut:** Pseudo-Podagra **Chronisch:** Bursitis, Tenosynovitis, Karpaltunnelsyndrom, chron. Arthritiden	**Röntgen:** Verkalkungen in Menisken und hyalinen Knorpeln **Histologie:** subkutane Kalkdepots
Arthropathie bei Amyloidose: Ablagerung von Amyloid im Interstitium, systemische und lokalisierte Formen	Polyarthritis mit Morgensteifigkeit (1–2 h), Osteoporose-Zeichen, Karpaltunnelsyndrom	Typische Grunderkrankung oder Dialyse **Biopsie:** Rektum, Niere, Haut, subkutanes Fettgewebe **Histologie:** Synovialis
Diabetische Arthropathie: diabetische Cheiropathie, Charcot-Fuß, ungeklärter Pathomechanismus	Arthritische Beschwerden mit Anlaufschmerz (v.a. Hände und Finger), Morgensteifigkeit (1–2 h), Hautverdickung und Beugekontrakturen der Finger, Karpaltunnelsyndrom **Charcot-Fuß:** Sonderform des diabet. Fußsyndroms mit Einbruch der Fußknochen, Fehlstellung und Geschwürbildung	**Labor:** diabetestypische Befunde
Gelenksymptome bei Hyperlipoproteinämie: bei familiärer Hyperlipoproteinämie Typ II und IV durch Lipidablagerungen	Oligo- oder Polyarthritis, asymmetrischer Befall, Morgensteifigkeit (1–2 h), Sehnenxanthome (Achillessehne, Hand- und Fußextensoren)	**Labor:** typische Befunde einer Hyperlipoproteinämie **Röntgen:** juxtaartikuläre stanzlochartige Knochenzysten
Ochronose (Alkaptonurie): autosomal-rezessiv vererbter Defekt der Homogentisinsäure-Dioxigenase	Braunverfärbung von Skleren und Haut (Ohr, Nase), Lumbalgien, Bewegungseinschränkungen von WS und Gelenken, v.a. WS, Hüfte, Knie und Schulter betroffen	**Labor:** Homogentisinsäure im Urin nachweisbar (verfärbt sich bei längerem Stehenlassen braun) **Röntgen:** Degeneration der Bandscheiben und dichte Kalzifizierungen im Bereich der WS (v.a. LWS)

9 Metabolische Arthropathien

9.3 Arthropathien bei endokrinolog. Erkrankungen

Erkrankung/ Ursache	Klinik	Diagnostik
Arthropathie bei Akromegalie: (Wachstumsstimulation an Knochen u. Gelenken durch Somatotropin)	Polyarthralgien über Wo. bis Mo., Polyarthritis (v.a. Knie, Schulter, Hüfte, Handgelenke), Lumbalgie, Myopathie, Enthesiopathie, Karpaltunnelsyndrom, Raynaud-Syndrom	**Labor:** STH basal ↑, STH unter Glukosebelastung nicht suppri. **Röntgen:** Gelenkspaltverbreiterung, vergröb. Trabekelstruktur, Fibroostose, Hyperostosis frontalis interna, ↑ Konkavität der Wirbelkörper
Arthropathie bei Hypoparathyreoidismus: Kalzium- u. Phosphatstoffwechselstörungen	Symptome einer SpA, Arthralgien (v.a. Schulter, Hüfte) **Symptome der Hypokalzämie:** Parästhesien, Hyperreflexie, Tetanieneigung	**Labor:** Kalzium ↓, evtl. Phosphat ↑, PTH ↓ **Röntgen:** Verknöcherungen von Anulus fibrosus u. Bändern, Bild einer Spondylosis hyperostotica, periartikuläre Kalkablagerungen
Arthropathie bei Hyperparathyreoidismus (HPT): Kalzium- u. Phosphatstoffwechselstörungen	Polyarthralgien, Enthesiopathien (v.a. Becken), Muskelschmerzen/-schwäche, Hypermobilität in 20 %, Chondrokalzinose mit Pseudogicht-Anfällen, manifeste Osteoporose mit Frakturen	**Labor:** Parathormon u. AP ↑; • Primärer HPT: Kalzium ↑, Phosphat ↓ • Sekundärer HPT: Kalzium n-↓, Phosphat n-↑ Ggf. Krea u. Harnstoff ↑ **Röntgen:** subperiostale Knochenresorption, Knochenzysten, Osteoporose
Arthropathie bei Hyperthyreose: ↑ humorale Entzündungsreaktion	Polyarthralgien, Handschwellung, Muskelschwäche/-schmerzen, Enthesiopathien (Achillodynie), Osteoporose	**Labor:** TSH basal ↓, fT$_3$ und fT$_4$ ↑, TRAK ↑ **Röntgen:** Knochendichtemessung bei V.a. Osteoporose
Arthropathie bei Hypothyreose: ↑ Gelenkverschleiß, da Schilddrüsenhormone den Gelenkknorpel beeinflussen	Polyarthralgien (v.a. Fingermittel- u. -endgelenke, Zehenendgelenke), Karpaltunnelsyndrom, Myopathie, Adynamie	**Labor:** TSH basal ↑, fT3 u. fT4 ↓, Schilddrüsen-AK (MAK, TAK) ↑, häufig auch Harnsäure u. Cholesterin ↑, evtl. CK ↑ **Röntgen:** destruierende Veränderungen an Finger- u. Zehen(end)gelenken

9.4 Arthropathien bei anderen Erkrankungen

Erkrankung/Ursache	Klinik	Diagnostik
Arthropathie bei Hämophilie: destruktive Arthropathie infolge rezidivierender Einblutungen	Polyarthralgien, akuter Hämarthros (Monarthritis, Fieber) v.a. von Knie, Sprunggelenk, Ellbogen, Schulter, Hüfte, Beugekontrakturen, Muskelatrophie	**Labor:** aPTT verlängert, Mangel an Faktor VIII bzw. IX, bei akutem Hämarthros Leukozytose **Röntgen:** Arthrosezeichen, Zysten, evtl. Bildung von Pseudotumoren
Arthropathie bei Sichelzellanämie: vermutlich durch Gefäßverschlüsse bedingt	Oligoarthritis, massive Knochenschmerzen, Femurkopfnekrosen, infektiöse Arthritiden, evtl. **Gichtanfälle, Symptome der Grunderkrankung** (Hepatosplenomegalie)	**Labor:** Anämie, Hb-Elektrophorese, häufig Harnsäure ↑
Arthropathie bei Thalassämie: vermutlich durch Gefäßverschlüsse bedingt	Oligoarthritis (v.a. Sprunggelenk, Knie, Schulter), evtl. **Gichtanfälle**, evtl. Symptome wie bei Hämochromatose → S. 136, **Symptome der Grunderkrankung** (Hepatosplenomegalie)	
Paraneoplastische Arthropathie: durch verschiedene Karzinome, Leukämien, Lymphome ausgelöst, Pathomechanismus unbekannt	(Akute) Oligo- od. Polyarthritis, asymmetrisch oder wie RA, Algodystrophie, Myopathie, Myositis, Neuropathie	**Labor u. Bildgebung:** Tumorsuche obligat!
Hypertrophische Osteoarthropathie (Pierre-Marie-Bamberger-Syndrom): bei verschiedenen (häufig intrathorakalen) Grunderkrankungen oder Tu-	Lokal od. generalisiert Trommelschlegelfinger/-zehen mit Uhrglasnägeln, symmetrische Arthralgien od. Arthritiden (v.a. Knie, MCP, Hand, Ellbogen, Sprunggelenk), Periostitis der langen Röhrenknochen,	**Labor u. Bildgebung:** Tumorsuche obligat! **Röntgen:** hypertrophische Veränderungen an Finger- u. Zehenendgliedern, ausgedehnte subperiostale Knochenneubildung an den Diaphysen der langen

9 Metabolische Arthropathien

moren, Pathomechanismus unbekannt	Hautveränderungen (z.B. Pachydermie), Hyperhidrose von Palmae u. Plantae	Röhrenknochen
Arthropathie bei Hypo-/Agammaglobulinämie: in 10–20 % rheumatische Gelenkbeschwerden	Oligoarthritis der großen Gelenke, **Symptome der Grunderkrankung**, v.a. rezidivierende Infekte	**Labor:** Immunglobuline ↓, Immunelektrophorese, IgG-Subklassen-Bestimmung **Synoviaanalyse:** Keimnachweis z.A. einer septischen Arthritis versuchen
Arthropathie bei Allergien: z.B. als Typ-III-Reaktion durch Medikamente, Nahrungsmittel, Impfungen, Parasitosen	Meist flüchtige Gelenkschwellung(-en) mit Ergussbildung in Zusammenhang mit der Allergenzufuhr, **andere Allergiesymptome**, z.B. Urtikaria, Exantheme, GI-Symptome	**Labor:** evtl. Eosinophilie, Gesamt-IgE ↑ als Hinweise auf Allergie
Neuropathische Arthropathie: rezidivierende (Mikro-)Traumen der Gelenke bei Verlust der Sensibilität	**Akut:** Rötung, Schwellung, Überwärmung **Chronisch:** schleichende Gelenkzerstörung mit Instabilität und Fehlstellungen (s. diabetische Arthropathie, → S. 136), **Symptome der Grunderkrankung** (z.B. Diabetes mellitus, Myelopathien), Neuropathie	**Labor:** ggf. Anzeichen der Grunderkrankung **Röntgen:** hochgradige Destruktionen, z.T. an Osteomyelitis erinnernd

10 Osteoporose

10.1 Grundlagen

Systemische Erkrankung des Skelettsystems mit verminderter Knochenmasse und Verschlechterung der mikroarchitektonischen Knochenstruktur mit daraus resultierender erhöhter Frakturgefahr; nachfolgende erhöhte Mortalität, v.a. im 1. Jahr nach der Fraktur

- **Primäre Osteoporose:** postmenopausale Osteoporose (Frau); geschlechtsunabhängige „senile" Osteoporose (> 70 J)
- **Sekundäre Osteoporose:** Osteoporose ausgelöst durch andere Grunderkrankungen (endokrin, Immobilisation, Malabsorption) oder Medikation

Bis zu 20 % der Patienten mit Schenkelhalsfraktur versterben im Jahr 1 nach der Fraktur!

Risikofaktoren für osteoporotische Frakturen

Risikofaktoren

Allgemeine Risikofaktoren	Medikam. Risikofaktoren	Erkrankungen mit ↑ Osteoporose- u. Frakturrisiko
• Lebensalter (Risikoverdopplung mit jeder Dekade nach dem 50. Lebensjahr) • Weibliches Geschlecht: positive Familienanamnese für proximale Femurfrakturen • Anzahl u. Schwere vorhandener Wirbelkörperfrakturen (ohne adäquates Trauma) • >1 Sturz in den letzten 12 Mo. ohne adäquate äußere Einflussnahme • Immobilität (Gehstrecke < 100 m) • Nikotinkonsum, Untergewicht (BMI < 20 kg/m²), Kalzium-/Vit.-D-Mangel (s.u.) • Mangel an Vit. B_{12} u. Folsäure, erhöhter Homocysteinspiegel • Hochsensitives C-reaktives Protein (hsCRP) ↑	**1.) Osteoporoserisiko ↑** • Glukokortikosteroide (Ausnahme: Hypocortisolismus) • Heparin (Anwendung hoch dosiert für mehrere Monate) **2.) Frakturrisiko ↑** • Glitazone (Frauen) • Protonenpumpeninhibitoren (PPI), Dauereinnahme ≥ 5 J. • L-Thyroxin® (TSH <0,3 mU/l) • Antiandrogene Therapie • Aromatasehemmertherapie **3.) Sturzrisiko** • Antiepileptika • Sedativa, Antidepressiva, Neuroleptika, Opioide • Orthostatische Hypotonie fördernde Medikamente	• Cushing-Syndrom, subklinischer Hyperkortisolismus • Hyperthyreose (TSH <0,3 mU/l) • Primärer Hyperparathyreoidismus • Diabetes mellitus Typ 1 • Hypophyseninsuffizienz mit Wachstumshormonmangel • Rheumatoide Arthritis • Epilepsie • Gastrektomie, Billroth-II-Resektion

Modifiziert nach: DVO-Leitlinie 2009 zur Prophylaxe, Diagnostik und Therapie der Osteoporose bei Erwachsenen. Osteologie 2009; 18:304–328.

10 Osteoporose

10.2 Prophylaxe

Der Schutzeffekt der Maßnahmen besteht nur während der kontinuierlichen Durchführung!

1. Ernährung: Kalzium, Vitamine, Körpergewicht

- Vermeidung von Untergewicht (BMI < 20 kg/m²)
- Normale Ernährung: 1000 mg Kalzium/d*, Vit. B_{12} und Folsäure in ausreichender Menge
- Vit.-D_3-Zusatz (800–2000 E Vit. D_3/d oder entsprechende Dosis alle paar Wochen) nur bei fehlender Sonnenlichtexposition (30 min/d für Gesicht und Arme)

2. Aktivität, Bewegung, Lebenswandel

- Regelmäßige körperliche Aktivität, Vermeidung von Immobilisation
- > 70 J: jährliche Sturzanamnese; ggf. Einsatz von Hilfsmitteln (Rollator, Hüftprotektoren etc.)
- Kein Nikotinkonsum

3. Medikation

- Überprüfung aller Medikamente auf Nutzen und Risiko (s.o.)
- Nach Möglichkeit Reduktion oder Ersatz osteoporoseförderender Substanzen, z.B.:
  - Beendigung/Reduktion der Glukokortikosteroiddosis, falls möglich Ersatz/ Reduktion der Steroide durch ein anderes geeignetes Medikament
  - Bei Frauen: Ersatz einer Glitazontherapie durch ein anderes Medikament

* Zufuhr nach Möglichkeit durch normale Ernährung, Supplementation nur falls unbedingt nötig; Kalziumzufuhr > 1500 mg/d: kein nachweisbarer Nutzen, evtl. erhöhtes Risiko für Nebenwirkungen

Modifiziert nach: DVO-Leitlinie 2009 zur Prophylaxe, Diagnostik und Therapie der Osteoporose bei Erwachsenen. Osteologie 2009; 18:304–328.

10.3 Diagnostik

10.3.1 Basisdiagnostik

- Die Basisdiagnostik wird empfohlen in Abhängigkeit vom Alter des Patienten sowie den zusätzlich vorhandenen Risikofaktoren/Ko-Erkrankungen (s. u.)
- Bei erhöhtem hsCRP ist die Basisdiagnostik jeweils eine Dekade früher gerechtfertigt
- Bei einigen hier nicht genannten Krankheitsbildern kann eine Basisdiagnostik je nach Einschätzung des zu erwartenden Frakturrisikos ebenfalls gerechtfertigt sein

Basisdiagnostik	
Anamnese	• Krankengeschichte, Risikofaktoren, Familienanamnese etc. • Beschwerden (Schmerzen, Einschränkungen, Lebensqualität)

Diagnostik

Klinik	• Allgemeine körperliche Untersuchung • Prüfung von Muskelkraft/Koordination (z. B. „Timed up and go"-, „Chair rising"-, Tandemstandtest), bei Bed. zusätzl. weitere Assessments
Knochen- dichte- messung	• Standard: Osteodensitometrie (Dual-X-Ray-Absorptiometrie [DXA] an LWS und proximalem Femur (Schenkelhals) • Verwendung des jeweils niedrigsten gemessenen Werts

Alter

50–60 / ♀ | 60 / ♂:
- 1 Wirbelkörperfraktur ≥ 2. Grades, evtl. auch 1. Grades*
- Mehrere Wirbelkörperfrakturen, unabhängig vom Schweregrad
- Cushing-Syndrom bzw. subklinischer Hyperkortisolismus
- Primärer Hyperparathyreoidismus
- Glukokortikosteroide systemisch (≥ 7,5 mg für ≥ 3 Monate)

Zusätzlich zu o.g. Faktoren:
- Evtl.* nicht vertebrale Frakturen
- Wachstumshormonmangel bei Hypophyseninsuffizienz
- Glukokortikosteroide systemisch (dosisunabhängig für ≥ 3 Monate)
- Evtl.* bei Therapie mit Aromatasehemmern, Antiandrogenen, Glitazonen
- Evtl.* bei rheumatoider Arthritis

60–70 / ♀ | 70 / ♂:
- Frakturen jeglicher Art und jeglichen Schweregrads
- Proximale Femurfraktur bei einem Elternteil
- Mehrfache Stürze, Immobilität, Nikotinkonsum
- Erkrankung an einer der unter Risikofaktoren genannten Erkrankungen
- Therapie mit einem der unter Risikofaktoren genannten Medikamente

70 / ♀ | 80 / ♂:
- Basisdiagnostik empfohlen, falls therapeutische Konsequenz vorhanden

* Evtl. = im Einzelfall zu beurteilen

Modifiziert nach: DVO-Leitlinie 2009 zur Prophylaxe, Diagnostik und Therapie der Osteoporose bei Erwachsenen. Osteologie 2009; 18:304–328.

Graduierung der Wirbelkörperfrakturen

Grad 1 < 25 % Höhenminderung	Anterior	Mitte	Posterior
Grad 2 25–40 % Höhenminderung	Anterior	Mitte	Posterior
Grad 3 > 40 % Höhenminderung	Anterior	Mitte	Posterior

10.3.2 Zusatzdiagnostik

Je nach Patient evtl. empfohlene zusätzliche Diagnostik		
Röntgen	Indikationen (Röntgen der Wirbelsäule)	**Klinisch hochgradiger V. a. WS-Fraktur** • Größenverlust um mehrere cm • Rippen-Becken-Abstand < 2 cm • Inadäquate periphere Frakturen
		Rückenschmerzen • Neu aufgetreten, stark, über Tage anhaltend u/od. • Länger bestehend, aber noch nicht abgeklärt
	Röntgenbild	• BWS, LWS a.p. und seitlich • V. a. Sinterungsfraktur bei anderweitig nicht erklärbarer Höhenminderung von Vorder-, Hinterkante od. Mittelfläche um ≥ 20%
	Cave	Wirbelkörperfrakturen sind röntgenologisch kurz nach erfolgter Fraktur oft noch nicht eindeutig nachweisbar
Labor	Indikationen	• Frakturabklärung als Anlass für o. g. Diagnostik UND/ODER • V. a. sekundäre Osteoporose UND/ODER T-Wert < -2,0
	Basislabor	Kalzium, Phosphat, Alkalische Phosphatase (AP), Gamma-GT, Blutbild, Kreatinin-Clearance, Eiweißelektrophorese, CRP, BSG, TSH
	Im Einzelfall	25-Hydroxy-Vit. D_3, Knochenresorptionsparameter, Testosteron (Mann)

Modifiziert nach: DVO-Leitlinie 2009 zur Prophylaxe, Diagnostik und Therapie der Osteoporose bei Erwachsenen. Osteologie 2009; 18:304–328.

10.4 Therapie

10.4.1 Allgemeine Therapiemaßnahmen
- Umsetzung prophylaktischer Maßnahmen → S. 142
- Nach Möglichkeit Verminderung der Risikofaktoren
- Psychosoziale Betreuung, Einbindung in Rehabilitationsprogramme, Physiotherapie etc.

10.4.2 Medikamentöse Therapie

Indikationen für den Beginn
- Therapiebeginn ab Erreichen eines spezifischen T-Schwellenwerts in der DXA (s. u.)
- Med. Therapie oberhalb des spezif. T-Schwellenwerts nicht unbedingt notwendig
- Trotz aller Berechnungen u. Risikofaktoren ist der Therapiebeginn IMMER eine individuelle Entscheidung - mit möglicher Abweichung von den genannten Empfehlungen.

Therapieschwellenwerte

1. Niedrige Knochendichte OHNE Risikofaktoren

Alter (Jahre)		T-Wert (nur anwendbar auf DXA-Werte)				
Frau	Mann	− 2,0 bis − 2,5	− 2,5 bis − 3,0	− 3,0 bis − 3,5	− 3,5 bis − 4,0	< − 4,0
50–60	60–70	Nein	Nein	Nein	Nein	Ja
60–65	70–75	Nein	Nein	Nein	Ja	Ja
65–70	75–80	Nein	Nein	Ja	Ja	Ja
70–75	80–85	Nein	Ja	Ja	Ja	Ja
> 75	> 85	Ja	Ja	Ja	Ja	Ja

2. Niedrige Knochendichte MIT Risikofaktoren

– Anhebung der o.g. Therapieschwelle um 0,5 bei Vorliegen eines Risikofaktors
– Anhebung der Therapieschwelle um 1,0 bei Vorliegen von ≥ 2 Risikofaktoren
– Maximale Anhebung der Therapieschwelle bis auf − 2,0

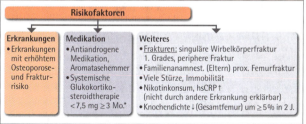

Risikofaktoren

Erkrankungen
- Erkrankungen mit erhöhtem Osteoporose- und Frakturrisiko

Medikation
- Antiandrogene Medikation, Aromatasehemmer
- Systemische Glukokortikosteroidtherapie <7,5 mg ≥ 3 Mo.*

Weiteres
- <u>Frakturen</u>: singuläre Wirbelkörperfraktur 1. Grades, periphere Fraktur
- Familienanamnest. (Eltern) prox. Femurfraktur
- Viele Stürze, Immobilität
- Nikotinkonsum, hsCRP↑ (nicht durch andere Erkrankung erklärbar)
- Knochendichte↓ (Gesamtfemur) um ≥ 5% in 2 J.

*↑ um − 1,0; weiterer Risikofaktor: ↑ um weitere 0,5; ≥ 2 weitere Risikofaktoren: ↑ um zusätzlich 1,0
Modifiziert nach: DVO-Leitlinie 2009 zur Prophylaxe, Diagnostik und Therapie der Osteoporose bei Erwachsenen. Osteologie 2009; 18:304–328.

10.4.3 Therapiedauer

- Fortführung der Therapie, solange erhöhtes Frakturrisiko besteht (d.h. meist lebenslang), nach 3–5 Jahren Risikoreevaluation, ggf. Fortführung der Therapie
- 12–24 Monate nach Wegfall des erhöhten Risikos: erneute Risikoabschätzung sinnvoll und je nach Risikoprofil evtl. Beendigung der Medikation möglich

10.4.4 Spezifische Medikation

Auflistung der Medikamente mit jeweils bester nachgewiesener Senkung der Frakturrate

- Kombinationstherapien sind nicht zu empfehlen (Ausnahme: postmenopausale Osteoporose + klimakterische Beschwerden → Östrogen + anderes Präparat)
- Bei prim. Osteoporose: keine Überlegenheit eines A-klassifizierten Medikaments → Substanzauswahl individuell (abh. von Ko-Erkrankungen, Verträglichkeit, Kosten etc.)
- Bei steroidinduzierter Osteoporose: Teriparatid besser als Alendronsäure

1. Primäre Osteoporose

Postmenopausale Osteoporose

Bisphosphonate

Wirkstoff Handelsname	Dosierung	Auszug wichtiger Nebenwirkungen (NW), Kontraindikationen (KI)
Alendronsäure Fosamax®	1 x 70 mg/W p.o. 1 x 10 mg/d p.o.	• **NW:** Übelkeit, Ösophagitis/Gastritis, ösophageale Ulzera, Ösophagusstriktur, Magenzera, Diarrhö, Obstipation, Blähungen, Hypokalzämie, Muskel-/Skelettschmerzen, Kopfschmerzen, Kieferosteonekrose (sehr selten), Überempfindlichkeiten • **KI:** Unfähigkeit, 30 min aufrecht zu sitzen/stehen, Entleerungsstörungen des Ösophagus (beides nur bei Einnahme p.o.), Hypokalzämie, Kreatinin-Clearance < 30–35 ml/min, SS/SZ
Ibandronsäure Bonviva®	1 x 150 mg/M p.o. 3 mg alle 3 M i.v.	
Risedronsäure Actonel®	1 x 5 mg/d p.o. 1 x 35 mg/W p.o.	
Zoledronsäure Aclasta®	1 x 5 mg/J i.v. über 30 min	

Weitere Präparate mit Einfluss auf Knochenstruktur und Mineralisation

Strontium-ranelat Protelos®	1 x 2 g/d p.o.	• **NW:** Übelkeit, Diarrhö, Kopfschmerzen, Überempfindlichkeit, Hauterscheinung, ven. Thrombembolie, Myalgien • **KI:** Kreatinin-Clearance < 30 ml/min, SS/SZ

Parathormon

Parathyroid-hormon Preotact®	1 x 100 µg/d s.c. (max. 24 M)	• **NW:** Hyperkalzämie, -kalziurie, Kopfschmerzen, Schwindel, Übelkeit, Hautirritationen • **KI:** Knochenstoffwechsel ↑ (metabol. Knochenerkrankungen [Ausnahme: prim. Osteoporose], maligne Skeletterkrankungen, Knochenmetastasen, Strahlentherapie [Skelett im Bestrahlungsfeld]), unklare AP ↑, SS/SZ, schwere Leber-, Niereninsuffizienz, Hyperkalzämie
Teriparatid Forsteo®	1 x 20 µg/d s.c. (max. 24 M)	• **NW:** Anämie, Kopfschmerzen, Schwindel, Depression, Übelkeit, Myalgien, Hypercholesterinämie, Hyperkalzämie, allerg. Reaktionen, Gliederschmerzen

Therapie

Teriparatid Forsteo®		**KI:** Hyperkalzämie, Krea-Clearance < 30 ml/min, SS/SZ, Knochenstoffwechsel ↑ (metabol. Knochenerkrankungen [Ausnahme: prim. Osteoporose], Strahlentherapie [Skelett im Bestrahlungsfeld], maligne Skeletterkrankung, Knochenmetastasen), unklare AP ↑
Östrogenrezeptormodulatoren		
Raloxifen Evista®/Optruma®	1 × 60 mg/d p.o.	**NW:** Venöse thrombembolische Ereignisse, erhöhtes Schlaganfallrisiko, Wadenkrämpfe, Vasodilatation, Ödeme, grippeähnl. Symptome **KI:** Venöse thrombembolische Ereignisse, gebärfähiges Alter, eingeschränkte Leberfunktion/Cholestase, schwere Niereninsuffizienz, Endometrium-, Mamma-Ca
Monoklonaler RANKL-Antikörper (bislang nicht in DVO-LL aufgenommen)		
Denosumab Prolia®	60 mg s.c. alle 6 M	**NW:** Gliederschmerzen, Infektionen Harn- und Atemwege, Obstipation, Hautausschlag, Katarakt, Ischiassyndrom **KI:** Hypokalzämie, Überempfindlichkeit

Östrogenpräparate bzw. Östrogen-Gestagen-Präparate

Cave
- Östrogen-Einzeltherapie möglich bei postmenopausaler Osteoporose mit vasomotorischen Symptomen als Hauptbeschwerden. Bei allen anderen Beschwerden sind Östrogene zur alleinigen Osteoporosetherapie unzureichend!
- Pat. mit Uterus in situ MÜSSEN eine Östrogen-Gestagen-Kombination erhalten!

Nebenwirkungen	Kontraindikationen
Thrombembolien, Glukosetoleranz ↓, Übelkeit, Brustempfindlichkeit ↑, Hautreaktionen, Ödeme, Kopfschmerzen, Depressionen	• Vorangegangene Thrombembolien, schwere Hypertonie • Hormonabhängige Mamma- oder Uterustumoren • Pankreatitis • Lebererkrank. mit ↑ Leberenzymen, Porphyrie

Osteoporose beim Mann und glukokortikoidinduzierte Osteoporose

Alendronat, Risedronat, Zoledronat und Teriparatid

2. Sekundäre Osteoporose

Glukokortikoidinduzierte Osteoporose

Alendronat, Risedronat, Zoledronat und Teriparatid

Modifiziert nach: DVO-Leitlinie 2009 zur Prophylaxe, Diagnostik und Therapie der Osteoporose bei Erwachsenen. Osteologie 2009; 18:304–328.

10.5 Verlaufskontrollen

1. Patienten OHNE medikamentöse Osteoporosetherapie

- Kontrollen und Betreuungsintervalle je nach klinisch eingeschätzter Notwendigkeit
- Ausführliche Re-Evaluation (Klinik, Umsetzung der allgemeinen Therapiemaßnahmen, Überprüfung der Risikofaktoren, Diagnostik nach Notwendigkeit) nach 2 Jahren
- Kontrollmessungen (DXA) je nach Risikoprofil nach einem Zeitraum von 1–5 Jahren

2. Patienten MIT medikamentöser Osteoporosetherapie

Therapieversagen. Umstellung der Medikation zu erwägen bei Knochendichte ↓ um ≥ 5% (Gesamtfemur) in 2 Jahren und/oder bei ≥ 2 osteoporotischen Frakturen in 2 Jahren

- Überprüfung von Klinik, Lebensqualität, Compliance, Nebenwirkungen der medikamentösen Therapie anfangs alle 3–6, später alle 6–12 Monate
- Ausführliche Re-Evaluation ggf. mit DXA nach 2 Jahren

3. Besondere Indikationen

- Glukokortikosteroidtherapie (≥ 7,5 mg für ≥ 1 Jahr): Re-Evaluation und DXA bereits nach 6–12 Monaten in Erwägung ziehen
- Bei einer Größenabnahme von ≥ 2 cm und/oder akuten Rückenschmerzen: Röntgen

Wichtig

- Der Therapieerfolg oder -misserfolg korreliert nicht zwangsläufig mit dem T-Wert der DXA, d.h., weder ein Gleichbleiben noch ein Anstieg des T-Werts unter antiosteoporotischer Therapie sagt etwas über den damit einhergehenden Therapieerfolg oder -misserfolg aus!
- Maßgeblich ist in erster Linie das geschätzte Frakturrisiko, ausgehend vom T-Wert zu Beginn der antiosteoporotischen Therapie

Modifiziert nach: DVO-Leitlinie 2009 zur Prophylaxe, Diagnostik und Therapie der Osteoporose bei Erwachsenen. Osteologie 2009; 18:304–328.

Nicht-steroidale Antirheumatika (NSAR)

11 Medikamente

Bei den einzelnen Wirkstoffen sind sehr häufige und häufige unerwünschte Wirkungen bzw. Kontraindikationen genannt und nur die in der Rheumatologie relevanten Indikationen; eine vollständige Listung findet sich in der jeweiligen Fachinformation.

11.1 Nicht-steroidale Antirheumatika (NSAR)

11.1.1 Salicylsäurederivate (Salizylate)

Wm: Hemmung der Cyclooxygenase ⇒ Prostaglandinsynthese ↓; **Wi:** analgetisch, antiphlogistisch, antipyretisch, thrombozytenaggregationshemmend (ASS); **UW** (NSAR-Säuren): allergische Hautreaktion, Schwindel, Nausea, Tinnitus, Magen-Darm-Ulzera, Bronchospasmus, Blutbildungsstrg., Nierenfunktionsstrg., Abszesse bei i.m.-Anwendung; **UW** (ASS): zusätzlich Panzytopenie, Strg. des Säure-Basen-Haushalts, Blutungszeit ↑; **KI** (NSAR-Säuren): Magen-Darm-Ulzera, Blutbildungsstrg., SS/SZ (nicht alle Wirkstoffe); **KI** (ASS): SS (nach 36. SSW, vorher strenge Ind.Stell.); Anw.Beschr. bei Ki. und Jugendlichen mit fieberhaften Erkrankungen (Cave: Reye-Syndrom)

Acetylsalicylsäure (ASS) OTC/Rp	HWZ (2-4)h, Q0 1.0, PPB 70-90%
Acesal *Tbl.* 250, 500mg **Aspirin** *Tbl.* 100, 300, 500mg; *Kautbl.* 500mg; *Brausetbl.* 500mg; *Gran.* 500mg **Aspirin i.v.** *Inj.Lsg.* 500mg/5ml **ASS HEXAL** *Tbl.* 100, 500mg **ASS-ratioph.** *Tbl.* 100, 300, 500mg **Delgesic** *Pulver* 100, 500, 1000mg **Godamed** *Tbl.* 50, 100, 300mg	Leichte, mäßig starke Schmerzen, Fieber: 2-3 x 0.5-1g p.o., max. 3g/d; 1-2 x 0.5-1g i.v., max. 5g/d; **Ki. 6-14J:** 1-3 x 250-500mg p.o., max. 13mg/kg/ED; 10-25mg/kg/d i.v.; **DANI, DALI** Dosisreduktion

11.1.2 Propionsäurederivate

Wm/Wi (Ibuprofen): Hemmung der Cyclooxygenase ⇒ Prostaglandinsynthese ↓ ⇒ analgetisch, antiphlogistisch, antipyretisch, gering thrombozytenaggregationshemmend; **Wm/Wi** (Naproxen): Hemmung der Cyclooxygenase ⇒ Prostaglandinsynthese ↓ ⇒ analgetisch, antiphlogistisch, antipyretisch; **UW** (Ibuprofen): Sodbrennen, Bauchschmerzen, Obstipation, Übelkeit, Erbrechen, GI-Blutungen/Ulzera, Diarrhoe, Stomatitis, Verschlechterung einer Colitis ulcerosa bzw. eines M. Crohn, Kopfschmerzen, Schwindel, Schlaflosigkeit, Erregung, Reizbarkeit, Müdigkeit; **UW** (Naproxen): Kopfschmerzen, Schwindel, Schlaflosigkeit, Erregung, Reizbarkeit, Müdigkeit, Sehstörungen, Hörstörungen, Tinnitus, Übelkeit, Erbrechen, Sodbrennen, Magenschmerzen, Völlegefühl, Obstipation, Diarrhoe, geringfügige Blutverluste im Magen-Darm-Trakt, die in Ausnahmefällen eine Anämie verursachen können, GI-Ulzera, GI-Blutung, periphere Ödeme, Exanthem, Pruritus, Purpura, Ekchymosen; **KI** (Ibuprofen): bekannte Überempfindlichkeit, bekannte bronchospastische Reaktion, Asthma, Rhinitis oder Urtikaria nach ASS-/NSAR-Einnahme in der Anamnese, ungeklärte Blutbildungsstörungen, akute oder in der Anamnese wiederholt aufgetretene peptische Ulzera oder Blutungen, zerebrovaskuläre oder andere aktive Blutungen, schwere Leber- oder Nierenfunktionsstörung, schwere Herzinsuffizienz, SS (3.

Trimenon); **KI** (Naproxen): bek. Überempfindlichkeit, bekannte Reaktionen von Bronchospasmus, Asthma, Rhinitis, Urtikaria nach Einnahme von ASS oder anderen NSAR; ungeklärte Blutbildungsstrg., bestehende oder Z.n. peptischen Ulzera oder Hämorraghien (mind. 2 untersch. Episoden nachgewiesener Ulzeration od. Blutung); NSAR-induzierte GI-Blutungen oder Perforation i.d. Vorgeschichte; zerebrovaskuläre oder andere aktive Blutungen; schwere Leber- oder Nierenfktsstrg.; schwere Herzinsuffizienz; SS (3. Trimenon); Ki. < 5J.

Dexibuprofen Rp	HWZ 1.8-3.5h, Q0 1.0, PPB 99%
Deltaran *Tbl.* 200, 300, 400mg **Dolomagon** *Tbl.* 400mg	**Schmerzen bei degenerativer Gelenkerkrankung:** 2-3 x 200-300mg p.o., max. 1200mg/d; **DANI** GFR < 30: KI; **DALI** KI bei schwerer Leberfunktionsstrg.

Dexketoprofen Rp	HWZ 0.35-1.65h
Sympal *Tbl.* 25mg; *Inj.Lsg.* 50mg/2ml	**Leichte, mäßig starke Schmerzen:** 4-6 x 12.5mg p.o.; 3 x 25mg p.o., max. 75mg/d; **DANI** GFR 50-80: max. 50mg/d; < 50: KI; **DALI** Child 5-9: max. 50mg/d, > 9: KI

Ibuprofen OTC/Rp	HWZ 1.8-3.5h, Q0 1.0, PPB 99%
Aktren *Tbl.* 200, 400mg; *Kps.* 400mg **Analgin Akut** *Tbl.* 400mg **Anco** *Tbl.* 600mg **Docpelin** *Tbl.* 200, 400mg **Dolgit** *Tbl.* 200, 400, 600, 800mg; *Gel* (1g enth. 50mg) **Dolormin** *Tbl.* 200, 400mg; *Saft* (5ml = 100, 200mg); *Gran.* 200mg; *Supp.* 542mg; *Gel* (1g enth. 50mg) **Ibuhexal** *Tbl.* 200, 400, 600, 800, 800(ret.)mg; *Supp.* 600mg, *Saft* (5ml = 100, 200mg) **Ibu-ratioph.** *Tbl.* 200, 400, 600, 800, 800(ret.)mg; *Saft* (5ml = 100, 200mg) **ib-u-ron** *Supp.* 75, 150mg **Imbun** *Tbl.* 500, 800(ret.), 1000mg; *Supp.* 500mg **Urem** *Tbl.* 400mg	**Leichte, mäßig starke Schmerzen, Fieber, rheumatische Erkrankungen:** 2-3 x 200-600mg p.o.; 1-2 x 800mg (ret.) p.o.; 2-3 x 500mg rect.; max. 2400mg/d; 1 x 400mg i.m.; **Ki.** > 6J: 10-15mg/kg/d in 2-3ED; **DANI** sorgfältige Dosisanpassung

Ketoprofen Rp	HWZ 1.5-2.5h, Q0 0.9, PPB 99%
Advel *Gel* (1g enth. 25mg) **Alrheumun** *Kps.* 50, 100mg **Gabrilen** *Tbl.* 25mg; *Kps.* 50, 100, 200(ret.)mg; *Amp.* 100mg/2ml **Spondylon** *Kps.* 100mg	**Arthritiden, rheumatische Erkrankungen, schmerzhafte Schwellung:** 1-2 x 50-150mg p.o.; 1 x 200mg (ret.) p.o.; 1 x100mg i.m.; **DANI** sorgfältigeDosiseinstellung

Nicht-steroidale Antirheumatika (NSAR)

Naproxen OTC/Rp	HWZ 12-15h, Q0 0.9, PPB 100%
Aleve *Tbl. 200mg* Dysmenalgit *Tbl. 250mg* Naproxen ct *Tbl. 200, 250, 500mg* Naproxen Stada *Tbl. 250, 500, 750mg* Proxen S *Tbl. 250mg*	**Arthritiden, rheumatische Erkrankungen, schmerzhafte Schwellung:** 500-1250mg/d p.o./rect. in 2-3ED; **Ki.** 10-15mg/kg/d; **leichte bis mäßig starke Schmerzen, Fieber:** ini 200-500mg p.o., max. 750mg/d; **DANI** max. 500mg/d, GFR < 20: keine Langzeitanwendung; **DALI** max. 500mg/d
Tiaprofensäure Rp	HWZ 1.5-3h, Q0 0.55, PPB 98-99%
Surgam *Tbl. 300mg*	**Arthritiden, rheumat. Erkrankung, schmerzhafte Schwellung:** 2 x 300mg p.o., max. 600mg/d; **DANI, DALI** KI bei schwerer NI, LI

11.1.3 Essigsäurederivate

Wm/Wi (Diclofenac, Indometacin): Hemmung der Cyclooxygenase ⇒ Prostaglandinsynthese ↓ ⇒ analget., antiphlogist., antipyret., gering thrombozytenaggregationshemmend; **UW** (Diclofenac): Erbrechen, Diarrhoe, Nausea, GI-Blutung, Überempfindlichkeit, anaphylaktische Reaktionen, Gesichtsödem, Zungenschwellung, Kehlkopfschwellung mit Einengung der Luftwege, Luftnot, Asthmaanfall, Herzjagen, RR ↓, Schock, Reizbarkeit, Schlaflosigkeit, Kopfschmerzen, Erregung, Müdigkeit, Schwindel, Benommenheit, Dyspepsie, Bauchschmerzen, Blähungen, Anorexie, GI-Ulzera, Transaminasen ↑, Exanthem, Juckreiz, Verschlechterung chronisch entzündlicher Darmerkrankungen; **UW** (Indometacin): Exanthem, Juckreiz, Depression, Kopfschmerzen, Benommenheit, Schwindel, Schläfrigkeit, leichte Ermüdbarkeit, Erschöpfung, Tinnitus, Übelkeit, Erbrechen Diarrhoe, geringfügige Magen-Darm-Blutverluste (evtl. mit Anämie), Dyspepsie, Flatulenz, Bauchkrämpfe, Bauchschmerzen, Inappetenz, GI-Ulcera, Transaminasenerhöhung; **KI** (Diclofenac): bekannte Reaktionen von Bronchospasmus, Asthma, Rhinitis oder Urticaria nach der Einnahme von ASS oder anderen NSAR in der Vergangenheit, ungeklärte Blutbildungsstrg., bestehende oder in der Vergangenheit wiederholt aufgetretene peptische Ulzera od. Hämorrhagien, GI-Blutungen od. Perforationen in der Anamnese im Zusammenhang mit einer vorherigen Therapie mit NSAR; zerebrovaskuläre oder andere aktive Blutungen, schwere Leber-/Nierenfunktionsstörung, schwere Herzinsuffizienz, SS (3. Trim.), Ki. <15J; **KI** (Indometacin): bek. Überempfindlichkeit, bek. Reaktionen von Bronchospasmus, Asthma, Rhinitis od. Urticaria nach Einnahme von ASS oder anderen NSAR i. d. Vorgeschichte; bestehende oder Z.n. peptischen Ulzera oder Hämorrhagien (mindestens 2 unterschiedliche Episoden nachgewiesener Ulzeration oder Blutung); NSAR-induzierte GI-Blutungen oder Perforation i.d. Vorgeschichte; ungeklärte Blutbildungs- und Blutgerinnungsstörungen, zerebrovaskuläre oder andere aktive Blutungen, schwere Herzinsuffizienz, SS (3. Trimenon)

Aceclofenac Rp	HWZ 4-4.3h, PPB 99%
Beofenac *Tbl. 100mg*	**Aktivierte Arthrose, rheumat. Arthritis, M. Bechterew:** 1-2 x 100mg p.o.; **DANI** KI bei schwerer Nierenfunktionsstrg.; **DALI** ini 100mg/d, KI bei schwerer Leberfktsstrg.

11 Medikamente

Acemetacin Rp	HWZ 4.5(6)h, Q0 0.6 (0.85), hohe PPB
Acemetacin Stada Kps. 30, 60mg **Azeat** Kps. 30, 60mg **Rantudil** Kps. 30, 60, 90(ret.)mg	Arthrose, rheumatoide Arthritis, M. Bechterew: 1-3 x 30-60mg p.o.; 1-2 x 90mg (ret.) p.o.

Diclofenac OTC/Rp	HWZ 1-2(1-3)h, Q0 1.0, PPB 99%
Diclac Dolo Tbl. 12.5, 25mg **Diclac** Tbl. 25, 50, 75(ret.), 100(ret.), 150(ret.)mg; Supp. 50, 100mg; Amp. 75mg/3ml **Diclofenac-ratioph.** Tbl. 12.5, 25, 50, 75(ret.), 100(ret.), 150(ret.)mg; Supp. 25, 50, 100mg; Pflaster 130mg; Amp. 75mg/2ml; Gel (1g enth. 10mg); Gtt. (20Gtt. = 50mg) **Effekton** Tbl. 25, 50, 100(ret.)mg; Supp. 50, 100mg; Amp. 75mg/3ml; **Rewodina** Tbl. 50mg; Kps. 75(ret.), 100(ret.)mg; Gel (1g enth. 10mg) **Voltaren** Tbl. 12.5, 25, 50, 100(ret.)mg; Kps. 12.5, 75mg; Supp. 25, 50, 100mg; Amp. 75mg/3ml; Gel (1g enth. 9.3mg)	Arthritiden, rheumatische Erkrankungen, schmerzhafte Schwellungen: 1-3 x 25-50mg p.o./rect.; 2 x 75mg p.o.; 1 x 100mg rect.; 2 x 1 Pflaster; 1 x 100mg p.o.; 1 x 75mg (ret.) i.m.; max. 150mg/d (ret.) p.o./rect./i.m.; **Ki.** > 6J: 2mg/kg/d p.o./rect.; **Jugendl.**: 1-2mg/kg/d; **DANI** sorgfältige Dosiseinstellung; äußerliche Therapie von Schmerzen, Entzündungen, Schwellungen bei rheumatischen und degenerativen Erkrankungen: 3-4 x tgl. auftragen

Indometacin Rp	HWZ 4-11h, Q0 0.85, PPB > 90%
Indo ct Kps. 25, 50, 75(ret.)mg; Supp. 50,100mg **Indometacin AL** Brausetbl. 25, 50mg; Tbl.50mg **Indomet-ratioph.** Kps. 25, 50, 75(ret.)mg; Supp. 50, 100mg; Gel (1g enth. 10mg) **Indo-paed** Susp. (1ml = 5mg) **Inflam** Supp. 100mg	Arthritiden, rheumat. Erkrankungen, schmerzhafte Schwellungen: 2-3 x 25-50mg p.o.; 1-2 x 75mg (ret.) p.o.; 1-3 x 50mg oder 1 x 100mg rect.; max. 200mg/d kurzfristig; Gel: 2-4 x lokal; **Ki. 6-14J**: 1-3mg/kg/d p.o. in 2-3ED; **DANI** sorgfältige Dosiseinstellung

11.1.4 Oxicame

Wm/Wi (Meloxicam): Hemmung der Cyclooxygenase ⇒ Prostaglandinsynthese ↓ ⇒ analget., antiphlogist., antipyret.; **Wm/Wi** (Piroxicam): Hemmung der Cyclooxygenase ⇒ Prostaglandinsynthese ↓ ⇒ analget., antiphlogist., thrombozytenaggregationshemmend; **UW** (Meloxicam): Dyspepsie, Übelkeit, Erbrechen, Bauch-/Kopfschmerzen, Diarrhoe, Obstipation, Blähungen; **UW** (Piroxicam): Kopfschmerzen, Schwindel, Übelkeit, Tinnitus, Sodbrennen, Bauchschmerzen, Übelkeit, Erbrechen, Blähungen, Diarrhoe, Obstipation, Ulcera, GI-Blutung, GI-Perforation, ulzerative Stomatitis, Verstärkung einer Colitis oder eines M. Crohn, Anstieg von Harnstoff, Transaminasen, aP; Exanthem; **KI** (Meloxicam): bekannte Überempfindlichkeit gegen Meloxicam oder andere NSAR, Ki. u. Jugendliche < 16J, NSAR-induzierte GI-Blutungen oder Perforation in der Anamnese, peptische Ulzera oder Hämorrhagien (mindestens 2 unterschiedliche Episoden), schwere Leberinsuffizienz, schweres nicht-dialysiertes Nierenversagen, GI-Blutung, zerebrovaskuläre Blutung in der Anamnese oder andere erhöhte Blutungsneigung, SS (letztes Trimenon); **KI** (Piroxicam): bekannte Überempfindlichkeit gegen Piroxicam oder andere NSAR, gastrointestinale Ulzera, Blutungen oder Perforationen aktuell oder in der Anamnese, andere gastrointestinale Erkrankungen, die für Blutungen prädisponieren, z.B. Colitis ulcerosa, M. Crohn, gastrointestinale Malignome, Divertikulitis, entzündliche Erkrankungen des GI-Trakts, Komb. mit anderen NSAR incl. COX-2-selektiven NSAR und ASS in analgetisch wirkenden Dosen, Komb. mit Antikoagulanzien, schwere (allergische) Reaktionen auf Arzneimittel in der Anamnese, v.a. Hautreaktionen wie Erythema multiforme, Stevens-Johnson-Syndrom oder toxische epidermale Nekrolyse, ungeklärte Blutbildungs-/Blutgerinnungsstrg., zerebrovaskuläre oder andere aktive Blutungen, schwere Leber-/Nierenfktsstrg., mäßige oder schwere Herzinsuffizienz, SS (letztes Trim.)

Meloxicam Rp	HWZ 15-20h, Q0 1.0, PPB 99%
Melox Gry *Tbl. 7.5, 15mg* Meloxicam-ratioph. *Tbl. 7.5, 15mg* Mobec *Tbl. 7.5 mg*	**Arthrose, rheumatoide Arthritis, M. Bechterew:** 1 x 7.5-15mg p.o., max. 15mg/d; **DANI** GFR > 25: 100%; Dialyse max. 7.5mg/d

Piroxicam OTC/Rp	HWZ 50h, Q0 0.9, PPB 98%
Jenapirox *Tbl. 20mg* Pirocutan *Tbl. 10, 20mg; Amp. 20mg/1ml;* *Creme, Gel (1g enth. 5mg)* Piroxicam-ratioph. *Tbl. 20mg; Supp. 20mg;* *Amp. 20mg/1ml*	**Arthritiden, rheumat. Erkrankungen, schmerzhafte Schwellungen:** 10-20mg p.o./rect./i.m., max. 20mg/d; **Entzündungen von Sehnen/Sehnenscheiden, schmerzhafte Schultersteife:** Creme, Gel: 3-4 x lokal; **DANI, DALI** leichte bis mittl. Einschränkung: 100%, schwere Fktsstrg.: KI

11.1.5 Coxibe

Wm: selektive Hemmung der Cyclooxygenase-2 ⇒ Prostaglandinsynthese ↓; **Wi:** analgetisch, antiphlogistisch; **UW** (Celecoxib): Sinusitis, Infektionen der oberen Atemwege, Harnwegsinfektionen, Verschlechterung einer Allergie, Schlaflosigkeit, Schwindel, Muskeltonus ↑, Herzinfarkt, Hypertonie, Pharyngitis, Rhinitis, Husten, Dyspnoe, Bauchschmerzen, Diarrhoe, Dyspepsie, Flatulenz, Erbrechen, Dysphagie, Exanthem, Pruritus, grippeähnliche Symptome, periphere Ödeme, Flüssigkeitsretention; **UW** (Etoricoxib): alveoläre Osteitis, Ödeme, Schwindel, Kopfschmerzen, Palpitationen, Hypertonie, Bauchschmerzen, Dyspepsie, Meteorismus, Sodbrennen, Übelkeit, Diarrhoe, Transaminasen↑, Ekchymose, Asthenie, Müdigkeit, grippeartige Erkrankung; **KI** (Celecoxib): bek. Überempfindlichkeit gegen C. bzw. Sulfonamide; aktive peptische Ulzera oder GI-Blutungen, allergische Reaktionen auf ASS, NSAR, COX-2-Hemmer i. d. Vorgeschichte, SS, SZ, gebärfähige Frauen (Ausnahme: sichere Methode zur Schwangerschaftsverhütung); Schwere Leberfunktionsstörung (Serumalbumin <25 g/l oder Child-Pugh >10), Niereninsuffizienz GFR<30; entzündliche Darmerkrankungen, Herzinsuffizienz (NYHA II-IV), klinisch gesicherte KHK, pAVK, zerebrovaskuläre Erkrankungen; **KI** (Etoricoxib): bek. Überempf., aktives peptisches Ulkus, aktive GI-Blutung; allergische Reaktion auf ASS, NSAR, COX-2-Hemmer in der Anamnese, SS, SZ; schwere Leberfunktionsstörungen (Serum-Albumin < 25 g/l oder Child-Pugh-Score >10), Niereninsuffizienz mit GFR < 30 ml/min., Ki. < 16J.; entzündliche Darmerkrankungen, Herzinsuff. (NYHA II-IV), Hypertonie mit RR > 140/90 mmHg; gesicherte KHK, AVK, zerebrovaskuäre Erkrankungen

11 Medikamente

Celecoxib Rp	HWZ 8-12h, Q0 > 0.7, PPB 97%
Celebrex Tbl. 100, 200mg Onsenal Kps. 400mg	**Aktivierte Arthrose, chronische Polyarthritis, M. Bechterew:** 1-2 x 100-200mg p.o., max. 400mg/d **DANI** vorsichtige Dosiseinstellung, GFR < 30: KI; **DALI** 50%, Child >10: KI
Etoricoxib Rp	HWZ 22h, PPB 92%
Arcoxia Tbl. 30, 60, 90, 120mg	**Arthrose:** 1 x 30 od. 60mg p.o.; **rheumatoide Arthritis, Spondylitis ankylosans:** 1 x 90mg; **akute Gichtarthritis:** 1 x 120mg; **DANI** GFR ≥ 30: 100%; < 30: KI; **DALI** Child-Pugh 5-6: max. 60mg/d; 7-9: 30mg/d (60mg alle 2d); > 9: KI
Parecoxib Rp	HWZ (8h) Q0 0.95 (> 0.7)
Dynastat Inj.Lsg. 40mg/2ml	**Postop. Schmerzen, Kurzzeittherapie:** 40mg i.v./i.m., nach 6-12h evtl. 20-40mg für 3d, max. 80mg/d, < 50kg: max. 40mg/d; **DANI** nicht erforderlich; **DALI** Child-Pugh 7-9: 50%, max. 40mg/d; > 10: KI

11.2 Analgetika-Kombinationen

Analgetika-Kombinationen wenn möglich vermeiden

ASS + Codein Rp	
Dolviran N Tbl. 500+30mg	**Mäßig starke und starke Schmerzen:** 1-3 x 500-1000+30-60mg p.o.; **DANI, DALI** Dosisreduktion
ASS + Paracetamol + Coffein OTC	
Boxonal, Dolopyrin AI, Neuralgin, Neuranidal N, Temagin Pac, homapyrin Classic Schmerz, homapyrin Intensiv, Titralgan Tbl. 250+200+50mg	**Leichte, mäßig starke Schmerzen:** 1-3 x 250-500+200-400+50-100mg p.o.; **DANI** KI bei schwerer Nierenfunktionsstrg.
ASS + Paracetamol + Codein/Coffein Rp	
Dolomo TN Kombipackung Tbl.-T: 250+250+50mg Coffein; Tbl.-N: 250+250+50mg Codein	**Mäßig starke Schmerzen:** tagsüber: 1-3 x 1-2Tbl.-T p.o.; nachts: 1 x 1-2Tbl.-N p.o.; **DANI** GFR < 10: Dosisintervall mindestens 8h; **DALI** Dosisreduktion, Child-Pugh > 9: KI

Rheuma-Basistherapeutika = DMARD (disease modifying antirheumatic drugs)

Diclofenac + Codein Rp

Voltaren plus Tbl. 50+50mg	**Starke und sehr starke Schmerzen:** 1-3 x 50+50mg p.o.; **DANI** sorgfältige Dosiseinstellung

Paracetamol + Codein Rp

Gelonida Schmerztbl. Tbl. 500+30mg **Paracetamol comp Stada** Tbl. 500+30mg **Talvosilen** Tbl. 500+20, 500+30mg; Kps. 500+20, 500+30mg; Supp. 250+5, 500+10, 500+30, 1000+20, 1000+60mg; Saft (5ml = 200+5mg) **Titretta** Tbl. 500+30mg; Supp. 1g+60mg	**Mäßig starke und starke Schmerzen:** 1-4 x 500-1000+20-60mg p.o./rect.; **Ki. 1-6J:** 1-3 x 250+5mg rect.; **6-12J:** 1-3 x 500+10mg rect.; **DANI** Dosisreduktion; **DALI** Dosisreduktion, Child-Pugh > 9: KI

Paracetamol + Coffein + Codein Rp

Azur compositum Tbl. 350+50+30mg; Supp. 600+50+40mg	**Starke Schmerzen:** 1-4 x 350-700+50-100+30-60mg p.o.; 1-4 x 600+50+40mg rect.; **DANI** Dosisreduktion; **DALI** Dosisreduktion, Child-Pugh > 9: KI

Paracetamol + N-Butylscopolamin OTC

Buscopan plus Tbl. 500+10mg; Supp. 800+10mg	**Krampfartige Magen-Darm-Schmerzen:** 3 x 500-1000+10-20mg p.o.; 3-4 x 800+10mg rect.; **DALI** KI bei schwerer LI

Paracetamol + Tramadol Rp

Zaldiar Tbl. 325+37.5mg; Brausetbl. 325+37.5mg	**Mäßig starke und starke Schmerzen: Erw. u. Ki. > 12J:** ini 2Tbl., dann nach Bedarf bis max. 4 x 2Tbl.; **DANI** GFR 10-30: Dosisintervall 12h; < 10: Anwendung nicht empfohlen; **DALI** schwere LI Anwendung nicht empfohlen

11.3 Rheuma-Basistherapeutika = DMARD (disease modifying antirheumatic drugs)

Wm (Chloroquin): Stabilisierung der Lysosomenmembran, Beeinflussung des Bindegewebsstoffwechsels; **Wm** (Cyclophosphamid): Alkylans ⇒ Strangbrüche und Vernetzungen der DNS; **Wm** (Gold: Auranofin, Natriumaurothiomalat): Hemmung der Leukozytenauswanderung in die Synovia; **Wm** (Leflunomid): Hemmung der Dihydroorotatdehydrogenase ⇒ Hemmung der Pyrimidinsynthese ⇒ Lymphozytenproliferation ↓; **Wm** (Methotrexat): immunsupressiv, Zytokinsynthese ↓; **Wm** (Sulfasalazin): Beeinflussung der Prostaglandinsynthese; **Wi:** Beeinflussung des rheumatischen Grundprozesses; **UW** (Chloroquin): Hornhauttrübung, Retinopathia pigmentosa, Exantheme; **UW** (Cyclophosphamid): Myelosuppression, Übelkeit, Erbrechen,

11 Medikamente

hämorrhagische Zystitis, Haarausfall, Leberfktsstrg., Mukositis, venoocclusive disease; **UW** (Gold): Haarausfall, Dermatitis, Stomatitis, Panzytopenie, Nierenschäden; **UW** (Leflunomid): Diarrhoe, Transaminasen↑, Hypertonie, Exanthem, Haarausfall, Knochenmarkdepression, Infektanfälligkeit↑; **UW** (Methotrexat): Exanthem, Haarausfall, Magen-Darm-Ulzera, Übelkeit, Erbrechen, Strg. der Hämatopoese, Lungenfibrose; **KI** (Chloroquin): Retinopathie, G-6-PDH-Mangel, SS/SZ; **KI** (Cyclophosphamid): floride Infektionen, schwere Knochenmarksuppression, Harnabflussstrg.; **KI** (Gold): Niereninsuffizienz, Blutbildungsstrg., Leberschäden, SS/SZ; **KI** (Leflunomid): schwere Immundefekte, eingeschränkte Knochenmarkfkt., schwere Infektion, eingeschränkte Leberfkt., mittlere bis schwere Niereninsuffizienz, SS/SZ, Ki./Jugendliche < 18J; **KI** (Methotrexat): akute Infektionen, schwere Knochenmarkdepression, Leberfktsstrg., Magen-Darm-Ulzera, Niereninsuffizienz, SS/SZ

Auranofin Rp	HWZ 15-31d, Q0 0.9, PPB 60%
Ridaura *Tbl. 3mg*	**Rheumat. Arthritis:** 1x 6mg oder 2x 3mg p.o.; nach 4-6M evtl. 3 x 3mg; **DANI** nicht erford.

Chloroquin Rp	HWZ 30-60d, Q0 0.3, PPB 50-60%
Resochin *Tbl. 50, 155mg; Amp. 155mg/5ml*	**Rheumatoide Arthritis, Lupus erythematodes:** Erw. + Ki.: 2.5mg/kg/d; max. Kumulativdosis 100g

Cyclophosphamid Rp	HWZ 7(9)h, Q0 0.5, PPB 13%
Endoxan *Tbl. 50mg; Inf.Lsg. 200, 500, 1000mg*	**Autoimmunerkrankung:** Dauertherapie: 3-6mg/kg/d i.v.; 50-200mg/d p.o.; Intervalltherapie: 10-15mg/kg i.v. alle 2-5d; 20-40mg/kg i.v. alle 21-28d; **DANI** GFR < 10: 50%; **DALI** 75%

Hydroxychloroquinsulfat Rp	HWZ 30-60d
Plaquenil *Tbl. 200mg* Quensyl *Tbl. 200mg*	**Rheumatoide Arthritis, Lupus erythematodes:** ini 2-3 x 200mg p.o., Erh.Dos. 1-2 x 200mg; **Ki.:** 5-6.5mg/kg/d; **DANI, DALI** Dosis anpassen

Leflunomid Rp	HWZ 4-28d, PPB 99%
Arava *Tbl. 10, 20, 100mg* Leflunomid Hexal *Tbl. 10, 20mg* Leflunomid Winthrop *Tbl. 10, 20, 100mg*	**Rheumatoide Arthritis, Psoriasis-Arthritis:** d1-3: 1 x 100mg p.o., dann: 1 x 10-20mg p.o.; **DANI** KI bei mittlerer bis schwerer NI; **DALI** KI bei eingeschränkter Fkt.

Glukokortikoide 157

Methotrexat Rp	HWZ 5.1-9.3h, Q0 0.06, PPB 60%
Lantarel Tbl. 2.5, 7.5, 10mg; Fertigspr. 7.5mg/1ml, 10mg/1.34ml, 15mg/2ml, 20mg/2.67ml, 25mg/1ml **Metex** Tbl. 2.5, 7.5, 10mg; Inj.Lsg., Fertigspr. 7.5mg/0.15ml, 10mg/0.20ml, 12.5mg/0.25ml, 15mg/0.30ml, 17.5mg/0.35ml, 20mg/0.40ml, 22.5mg/0.45ml, 25mg/0.50ml, 27.5mg/0.55ml, 0.30mg/0.60ml **MTX HEXAL** Tbl. 2.5, 5, 7.5 10, 15mg; Inj.Lsg. 5mg/2ml, 7.5mg/1ml, 10mg/4ml, 15mg/2ml, 25mg/1ml, 50mg/2ml, 500mg/20ml, 1g/40ml **MTX Sandoz** Tbl. 7.5mg; Inj.Lsg. 7.5mg/1ml, 10mg/1.33ml, 15mg/2ml, 20mg/2.67ml, 25mg/3.33ml	**Rheumatoide Arthritis, Psoriasis-Arthritis:** ini 1 x/W 7.5mg p.o./i.v., bei guter Verträglichkeit evtl. 1 x/W 10-15mg, max. 20mg/W p.o./i.v.; **DANI** GFR > 80: 100%, 80: 75%, 60: 63%, GFR < 60 oder Krea > 2mg/dl: KI

Natriumaurothiomalat Rp	HWZ 225-250d, Q0 0.3, PPB > 95%
Tauredon Amp. 10mg/0.5ml, 20mg/0.5ml, 50mg/0.5ml	**Rheumatoide Arthritis, Psoriasis-Arthritis:** ini 2 x/W i.m.; 1.-3. Inj.: 10mg; 4.-6. Inj. 20mg, dann 2 x/W 50mg oder 1 x/W 100mg; Erh.Dos. 1 x/M 100mg; **DANI** KI; **DALI** KI bei schwerer Lebererkrankung

Sulfasalazin Rp	HWZ 7.6h, PPB > 95%
Azulfidine RA Tbl. 500mg **Pleon RA** Tbl. 500mg **Salazopyrine RA** Tbl. 500mg **Sulfasalazin HEXAL** Tbl. 500mg	**Rheumatoide Arthritis:** W1: 1 x 500mg/d p.o.; W2: 2 x 500mg/d; W3: 1500mg/d; W4: 2 x 1g/d; **DANI, DALI** KI bei schwerer NI, LI

11.4 Glukokortikoide

Wi: Gluconeogenese↑, Proteinkatabolismus↑, Lipolyse, Hemmung mesenchymaler Reaktionen (Entzündung, Exsudation, Proliferation), immunsuppressiv, antiallergisch (Lympho-/Eosinopenie, lymphatisches Gewebe↓, B-/T-Zellaktivität↓); **UW diabetogen:** Glukose↑, Glukosurie, Steroiddiabetes; **katabol:** negative Stickstoffbilanz, Wachstum↓, Osteoporose; **Fettstoffwechsel:** Stammfettsucht, Vollmondgesicht, Fettsäurespiegel↑; **BB:** Thrombos↑, Erys↑, Neutrophile↑, Eosinophile↓, Basophile↓, Lymphos↓; **ulzerogen:** Produktion von Magensäure↑, Magenschleim↓; **Augen:** Hornhautulkus, Glaukom, Katarakt; **Haut:** Atrophie, Striae rubrae, Akne; **Kapillarbrüchigkeit↑:** Petechien, Ekchymosen, Purpura; **mineralokortikoide Wi:** H_2O-, Na-Retention, K^+↓, RR↑, Alkalose; **Immunschwäche:** Infektgefährdung, Tbc-Aktivierung; **endokrines Psychosyndrom:** Euphorie, Depression, Verwirrung, Halluzination; **Muskeln:** Schwäche, Atrophie; **NNR-Atrophie:** Kortison-Entzugssyndrom (Schwäche, Schwindel, Schock); **KI** (bei chronischer Anwendung): GI-Ulzera, schwere Osteoporose, akute virale/bakterielle Infektionen,

11 Medikamente

Systemmykosen, Glaukom, psychiatrische Anamnese; **Ink:** Barbiturate, Didanosin, Rifabutin, Rifampicin; **Ink** (Methylprednisolon): Kontrazeptiva, Ketoconazol; **Glu:** relative glukokortikoide Potenz, **Min:** relative mineralokortikoide Potenz

Die Dosierung richtet sich nach der Schwere der jeweiligen Erkrankung.

Betamethason Rp	HWZ 6h, Q0 0.95, PPB 58–70%	Glu	Min
Celestamine N *Tbl. 0.5mg*; *Gtt. (1ml = 0.5mg)* Celestan Depot *Amp. 5.7mg* Celestan solubile *Amp. 4mg/1ml* Celestone *Tbl. 0.5mg*; *Gtt. (1ml = 0.5mg)*; *Amp. 4mg/1ml*	**Entzündliche/degenerative Gelenkerkrankung:** 1.4–11.4mg (je nach Gelenkgröße) intraartikulär; **entzündliche/degenerative Bindegewebserkrankung:** 1.4–5.7mg intraläsional; **Hauterkrankungen** (s. FachInfo): max. 1.1mg/cm^2, max. 5.7mg/Behandlung intradermal; **Panarteriitis nodosa, aktive Phasen rheumat. Systemerkrankungen, SLE, aktive rheumatoide Arthritis:** 6–15mg/d p.o.; **juvenile idiopathische Arthritis (Still-Syndrom), rheumatisches Fieber mit Karditis:** 12–15mg/d p.o.	25	0

Cloprednol Rp	HWZ 2h, Q0 1.0, PPB 67–84%	8	0
Syntestan *Tbl. 2.5, 5mg*	**Rheumatoide Arthritis:** 1 x 1.25–12.5mg/d p.o., langsame Dosisreduktion anstreben		

Deflazacort Rp	HWZ 1.5h, Q0 0.8	3	3
Calcort *Tbl. 6mg*	**Rheumatoide Arthritis:** 1 x 6–18mg p.o., Redukt. bis zur niedrigsten noch wirksamen Dosis		

Dexamethason Rp	HWZ 2–5h, Q0 0.9, PPB gering	Glu	Min
Dexa-Allvoran *Amp. 4mg/1ml, 8mg/2ml* Dexaflam Inject *Amp. 4mg/1ml* DexaHEXAL *Amp. 4mg/1ml, 8mg/2ml* Dexamethason-ratioph. *Tbl. 4, 8mg* Fortecortin *Tbl. 0.5, 2, 4, 8mg*; *Amp. 4mg/1ml, 8mg/2ml, 40mg/5ml, 100mg/10ml* Lipotalon *Amp. 4mg/1ml*	**akute Hauterkrankungen:** 8–40mg p.o./i.v.; **aktive Phasen rheumatischer Systemerkrankungen/rheumatoider Arthritis:** 6–16mg/d p.o./i.v.; **Pro./Therapie postoperatives und Chemotherapie-induziertes Erbrechen:** 8–20mg vor Chemo/OP p.o./i.v., dann s. FachInfo; **lokale Infiltrations-/Injektionsther.:** 2–8mg	30	0

Glukokortikoide 159

Methylprednisolon Rp	HWZ 2-3h, Q0 0.9, PPB 77%	5	0
Methylprednisolon Acis *Tbl. 4, 8, 16, 32mg* Metypred *Tbl. 4, 8, 16mg; Amp. 125mg/2ml, 250mg/4ml, 1g/16ml* M PredniHEXAL *Tbl. 4, 8, 16, 40mg* Urbason *Tbl. 4, 8, 16, 40mg;Amp.16mg/ 1ml, 32mg/1ml, 250mg/10ml*	Zahlreiche Ind (s. FachInfo); **Anfangsdosen:** 12-160mg/d p.o.; **Erhaltungsdosen:** 4-12mg/d p.o.; **Ki: Anfangsdosen** 0.8-1.5mg/kg/d, max. 80mg/d; **Erhaltungsdosen** 2-4mg/d; **Akut lebensbedrohliche Zustände** (s.FachInfo): 250-1000mg i.v.; **Ki:** 4-20mg/kg i.v.		

Prednisolon Rp	HWZ 2.6-3h, Q0 0.75, PPB 95%	4	1
Decortin H *Tbl. 1, 5, 10, 20, 50mg* Infectocortikrupp *Supp. 100mg* Klismacort *Rektalkps. 100mg* PredniHEXAL *Tbl. 5, 10, 20, 50mg* Prednisolon Jenaph. *Tbl. 1, 5, 10, 20, 50mg* Prednisolon-ratioph. *Tbl. 5, 50mg* Prednisolut *Amp. 10mg/2ml, 25mg/5ml, 250mg/2ml, 100mg/5ml, 250mg/5ml, 500mg/5ml, 1g/10ml* Solu-Decortin H *Amp. 10mg/1ml, 25mg/1ml, 50mg/1ml, 100mg/1ml, 250mg/5ml, 500mg/5ml, 1g/10ml*	Zahlreiche Ind (s.FachInfo); **Hohe Dosis:** 80-100 (250) mg/d; **mittlere Dosis:** 40-80mg/d; **niedrige Dosis:** 10-40mg/d; **sehr niedrige Dosis:** 1.5-7.5 (10) mg/d; **Ki: Hohe Dosis:** 2-3mg/kg/d; **mittlere Dosis:** 1-2mg/kg/d; **Erhaltungsdosis:** 0.25mg/kg/d; **Akute Zustände:** ED bis 1000mg i.v.		

Prednison Rp	HWZ 1.7-3h, Q0 1.0, PPB 75%	3.5	1
Cutason *Tbl. 5, 20, 50mg* Decortin *Tbl. 1, 5, 20, 50mg* Lodotra *Tbl. 1, 2, 5mg* Prednison HEXAL *Tbl. 5, 20, 50mg* Rectodelt *Supp. 100mg*	Zahlreiche Ind (s.FachInfo); **Hohe Dosis:** 80-100 (250) mg/d; **mittlere Dosis:** 40-80mg/d; **niedrige Dosis:** 10-40mg/d; **sehr niedrige Dosis:** 1.5-7.5 (10) mg/d; **Ki: Hohe Dosis:** 2-3mg/kg/d; **mittlere Dosis:** 1-2mg/kg/d; **Erhaltungsdosis:** 0.25mg/kg/d		

Triamcinolon Rp	HWZ 2-3h, Q0 1.0, PPB 80%	Glu	Min
Delphicort *Tbl. 4mg; Amp. 40(KS)mg/1ml* TriamHEXAL *10(KS)mg/1ml, 40(KS)mg/1ml* Volon *Tbl. 4, 8, 16mg* Volon A *Amp. 10(KS)mg/1ml, 40(KS)mg/1ml; Inj.Lsg. 50mg/5ml, 200mg/5ml; Fertigspr. 40(KS)mg/1ml*	**Anwendung in der Rheumatologie, Dermatologie, Nephrologie, Pulmologie:** 1-100mg/d p.o.; **Intraartikuläre, intrafokale, intramuskuläre, subläsionale Anwendung:** 10-80mg	5	0

11.5 Selektive Immunsuppressiva

Wm/Wi (Abatacept): Inhibierung der Aktivierung von T-Lymphozyten; **Wm/Wi** (Adalimumab): spezif. Bindung an Tumornekrosefaktor-Alpha (TNF-Alpha); **Wm/Wi** (Anakinra): kompetit. Antagonist an Interleukin-1 Typ-I-Rezeptoren ⇒ Neutralisierung der proinflammator. Interleukin-1-Aktivität; **Wm/Wi** (Belimumab): humaner monoklonaler IgG1λ-Antikörper ⇒ Bindung an B-Lymphozyten-Stimulator-Protein ⇒ hemmt Überleben von B-Zellen und reduziert deren Ausdifferenzierung; **Wm/Wi** (Canakinumab): bindet an Interleukin-1-beta ⇒ verminderte Bildung von Ent-zündungsmediatoren; **Wm/Wi** (Certolizumab): Fab-Fragment eines humanisierten Antikörpers ⇒ neutralisierende Wi auf TNF-Alpha ⇒ Hemmung der Entzündungsaktivität; **Wm/Wi** (Etanercept): rekombinantes, dimeres Protein: bindet Tumornekrosefaktor und hemmt kompetitiv; **Wm/Wi** (Golimumab): humaner, monoklonaler Antikörper ⇒ Komplexbildung mit TNF-Alpha ⇒ Hemmung der Entzündungsaktivität; **Wm/Wi** (Infliximab): chimärer, monoklonaler, humanmuriner Antikörper gegen Tumornekrosefaktor-Alpha (TNF-Alpha) ⇒ Hemmung der Entzündungsaktivität; **Wm/Wi** (Rituximab): bindet spezifisch an das Transmembran-Antigen CD20; **Wm/Wi** (Tocilizumab): bindet an Interleukin-6-Rezeptoren ⇒ Hemmung der proinflammtor. IL-6-Wi; **Wm/Wi** (Ustekinumab): monoklonaler AK, bindet an IL-12 und IL-23e, Unterdrückung der gesteigerten Immunzellaktivierung; **UW** (Abatacept): Kopfschmerzen, Atemwegsinfekte, Infektionen, Herpes simplex, Leukopenie, Benommenheit, Konjunktivitis, Hypertonie, Flush, Husten, Übelkeit, GI-Beschwerden, Mundulzera, Leberwerte↑, Exanthem, Gliederschmerzen, Fatigue, Reaktion an der Einstichstelle; **UW** (Adalimumab): Atemwegs-/Harnwegsinfektionen, Infektionen (system., intest., Haut-/Weichteilinf., Ohr-/Mund-/Genitalinf.), Hautkrebs, BB-Veränderungen, Allergien, Blutfette ↑, Elektrolytveränderungen, Stimmungsschwankungen, Kopfschmerzen, Parästhesien, Augenstrg., Schwindel, Tachykardie, RR↑, Flush, Asthma, Husten, GI-Beschwerden/-Blutungen, Leberwerte↑, Exanthem, Muskelschmerzen, Nierenfkt.↓, Reaktion an der Einstichstelle, Brustschmerzen, Fieber, Gerinnungsstrg., Wundheilung↓ ; **UW** (Anakinra): schwere Infektionen, Neutrophile↓, Kopfschmerzen, Reaktion an der Einstichstelle; **UW** (Belimumab): bakt. Infekt., virale Gastroenteritis, (Naso-)Pharyngitis, Zystitis, Leukopenie, Überempfindlichkeitsreaktion, Depression, Schlaflosigkeit, Migräne, Diarrhoe, Übelkeit, Schmerzen an den Extremitäten, Infusionsreaktionen, Fieber; **UW** (Certolizumab): bakt./virale Infekt., eosinophilie Erkrankungen, Kopfschmerzen, art. Hypertonie, Übelkeit, Hepatitis, Leberwerte↑, Hautausschlag, Pruritus, Fieber, Schmerz, Erschöpfung, Reaktion an der Einstichstelle; **UW** (Etanercept): Infektionen, allerg. Reaktionen, Bildung von Autoantikörpern, Pruritus, Reaktion an der Einstichstelle, Fieber; **UW** (Golimumab): Infekte des oberen Respirationstrakts, virale/bakt. Infektionen, oberflächliche Pilzinfektionen, Anämie, allerg. Reaktionen, Depression, Schlaflosigkeit, Schwindel, Parästhesien, Kopfschmerzen, Hypertonie, GI-Strg., Alopezie, Dermatitis, Juckreiz, Hautausschlag, Transaminasen ↑, verzögerte Wundheilung, Fieber, Asthenie, Reaktion an der Einstichstelle, Beschwerden im Brustbereich; **UW** (Infliximab): virale/bakt. Infekt., Tuberkulose, opportun. Infekt., BB-Veränderungen, Lymphadenopathie, allerg. Reaktionen des Respirationstrakts, Pilzinfekt., Kopfschmerzen, Schwindel, Benommenheit, Depression, Schlaflosigkeit, Keratitis, Konjunktivitis, RR-Änderungen, HRST, Hitzewallungen, Erröten, Herzinsuffizienz, Nausea, Diarrhoe, GI-Beschwerden, GI-Blutung, Hautausschlag/ -erscheinungen, Transaminasen ↑, Leberfkt.störungen, Harnwegsinfektionen, Ermüdung, infusionsbed. Reaktionen, Schmerzen, Fieber, Ödem, Frösteln, Reaktion an der Einstichstelle; **UW** (Rituximab): bakt./virale Infekt., Bronchitis, Sepsis, Atemwegsinfekt., Pilzinfekt., BB-Veränderungen, infusionsbedingte Reaktion, Überempfindlichkeit, Hyperglykämie, Gewicht↓, periphere Ödeme, Erregung, Schlaflosigkeit, Schwindel, Angstgefühl,

Selektive Immunsuppressiva 161

Konjunktivitis, Hypokalzämie, LDH↑, Tinnitus, Ohrenschmerzen, RR-Änderungen, HRST, Myokardinfarkt, Herzbeschwerden, Husten, Atemwegserkrankungen, Sinusitis, Bronchitis, Bronchospasmus, Übelkeit, GI-Beschwerden, Pruritus, Exanthem, Nachtschweiß, Arthralgien, Myalgien, Knochenschmerz, Lymphadenopathie, Kopfschmerz, Tumorschmerz, Parästhesien, allerg. Reaktionen (u.a. Angioödem), Geschmacksveränderungen, Fieber, Asthenie, Fatigue, IgG-Spiegel i.S.↓; **UW** (Tocilizumab): Infekt des ob. Respirationstrakts, Zellulitis, Gewicht↑, Gesamtbilirubin↑, Überempfindlichkeitsreaktion, Husten, Dyspnoe, Leukopenie, Neutropenie, Hypertonie, Kopfschmerzen, Konjunktivitis, Hypercholesterinämie, Schwindel, Transaminasen↑, Exanthem, Pruritus, Mundulzera, Gastritis, Pneumonie, Herpes zoster/simplex; **UW** (Ustekinumab): Infektionen Hals/Atemwege, Depression, Kopfschmerzen, Schwindel, verstopfte Nase, Diarrhoe, Juckreiz, Rücken-, Muskelschmerzen, Müdigkeit; **KI** (Abatacept): bek. Überempfindlichkeit, schwere/opportunist. Infekte; **KI** (Adalimumab): bek. Überempfindlichkeit, aktive Tbc, schwere/opportunist. Infekte, Herzinsuffizienz NYHA III-IV; **KI** (Anakinra): bek. Überempfindlichkeit, schwere Nierenfktsstrg.; **KI** (Belimumab): bek. Überempfindlichkeit; **KI** (Certolizumab, Golimumab): bek. Überempfindlichkeit, aktive Tbc, schwere/opportunist. Infekte, Herzinsuffizienz NYHA III-IV; **KI** (Etanercept): bek. Überempfindlichkeit, aktive Infektionen, Sepsis/ Risiko einer Sepsis; **KI** (Infliximab): Sepsis, manifeste Infektionen, opportunist. Infektionen, Abszesse, Tbc, bek. Überempfindlichkeit, Herzinsuffizienz (NYHA III/IV); **KI** (Tocilizumab): bek. Überempfindlichkeit, aktive schwere Infektionen; **KI** (Ustekinumab): bek. Überempf., klinisch relevante Infektionen, Pat. < 18J, SS

Abatacept Rp	HWZ 13d
Orencia *Fertigspr.125mg, Inf.Lsg. 250mg*	**Rheumatoide Arthritis:** Komb. mit MTX, W 0, 2, 4, dann alle 4W: < 60kg: 500mg i.v.; 60-100kg: 750mg i.v; > 100kg: 1g i.v.; 125mg s.c. 1x/W; **Juvenile idiopath. Arthritis:** Ki. 6-17J: <75kg: 10mg/kg i.v., >75kg: max. 1g W 0, 2, 4, dann alle 4W; **DANI**, **DALI** k. Dat.

Adalimumab Rp	HWZ 10-20d
Humira *Fertigspr./Pen 40mg/0.8ml*	**Rheumatoide Arthritis:** 40mg alle 2W s.c. bei Komb. mit MTX; bei Monoth. bis 40mg 1 x/W; **Psoriasis-Arthritis, ankylosierende Spondylitis, ax. Spondyloarthritis ohne Rö.nachweis einer AS:** 40mg s.c. alle 2W; **juvenile idiopath. Arthritis:** Ki. 4-12J: 24mg/m² KOF bis max. 40mg s.c. alle 2W; **Ki. 13-17J:** 40mg/m² KOF s.c. alle 2W; **M. Crohn:** W0: 80mg (ggf. 160mg); W2: 40mg (ggf. 80mg); dann 40mg s.c. alle 2W (ggf. 1 x/W); bei Kindern s. Fachinfo; **Colitis ulcerosa:** W0: 160mg s.c.; W2: 80mg, dann 40mg alle 2W; **Psoriasis:** W0 80mg s.c., W1: 40mg, danach 40mg alle 2W; **DANI**, **DALI** k. Daten

Anakinra Rp	HWZ 4-6h
Kineret *Fertigspr. 100mg/0.67ml*	**Rheumatoide Arthritis:** 1 × 100mg s.c. tgl.; Kombination mit Methotrexat; **DANI** GFR < 30: KI; **DALI** nicht erforderlich

11 Medikamente

Belimumab Rp	HWZ 19.4d
Benlysta *Inf.Lsg. 120, 400mg*	**Zusatztherapie bei aktivem system. Lupus erythematodes:** 10mg/kg i.v. an d0, 14, 28, dann alle 4W; **DANI** keine Dosisanp. bei Beeinträcht. der Nierenfkt, **DALI** keine Daten
Canakinumab Rp	HWZ 26d
Ilaris *Inj.Lsg. 150mg*	**Cryopyrin-assoziierte periodische Syndrome ab 4J: ≥ 15-40kg:** 2mg/kg alle 8W s.c.; **> 40kg:** 150mg alle 8W s.c.; **DANI** nicht erforderlich; **DALI** keine Daten
Certolizumab Pegol Rp	HWZ 14d
Cimzia *Fertigspr. 200mg/ml*	**Rheumatoide Arthritis, ankylosierende Spondylitis, ax. Spondyloarthritis ohne Rö.nachweis einer AS, Psoriasis-Arthritis:** ini 2 x 200mg s.c. in W 0, 2 und 4, Erh.Dos. 1 x 200mg s.c. alle 2W; **DANI, DALI** keine Daten
Etanercept Rp	HWZ 70h
Enbrel *Fertigspr. 25, 50mg; Inj.Lsg. bzw. Pen 10mg/1ml, 25mg/1ml, 50mg/1ml*	**Rheumatoide Arthritis:** 2 x 25mg/W. s.c. oder 1 x 50 mg/W s.c.; **Juvenile idiopath. Arthritis: Ki. ≥ 2J:** 0.4mg/kg/W s.c. bis max. 25 mg oder 0.8 mg/kg/W bis max. 50 mg; **Psoriasis-Arthritis, ankylosierende Spondylitis:** 2 x 25mg/W s.c. oder 1 x 50mg/W s.c.; **Plaque-Psoriasis:** 2 x 25mg/W s.c. oder 1x 50 mg/ W s.c., ggf. 2 x 50mg/W s.c. bis zu 12W, dann 2 x 25mg/W s.c. oder 1x 50 mg/W s.c., max. für 24W; **Plaque-Psoriasis bei Ki. ab 6J:** 1 x 0.8mg/kg/W, bis 50mg max. für 24W; **DANI, DALI** nicht erforderlich
Golimumab Rp	HWZ 12 ±3d
Simponi *Fertigspr. 50mg/0.5ml; Pen 50mg/0.5ml*	**Rheumatoide Arthritis (Komb. mit MTX), Psoriasis-Arthritis, ankylosierende Spondylitis:** 1 x 50mg/M s.c.; **> 100kg:** bei fehlendem Ansprechen evtl. auf 1 x 100mg/M steigern; **DANI, DALI** keine Daten

Selektive Immunsuppressiva

Infliximab Rp	HWZ 8–9.5d
Remicade *Inf.Lsg. 100mg*	**Rheumatoide Arthritis:** 3mg/kg über 2h i.v., Wdh. nach 2 u. 6W, dann alle 8W; Kombination mit MTX; **M. Crohn, Colitis ulcerosa: Erw., Ki 6–17J:** 5mg/kg über 2h i.v., Wdh. nach 2 und 6W, dann alle 8W; **ankylosierende Spondylitis:** 5mg/kg über 2h i.v., Wdh. in W2 und 6, dann alle 6–8W; **Plaque-Psoriasis, Psoriasis-Arthritis:** 5mg/kg über 2h i.v., Wdh. nach 2 und 6 W, dann alle 8W; **DANI, DALI** keine Daten

Rituximab Rp	HWZ ca. 20d
MabThera *Inf.Lsg. 100, 500mg*	**Rheumatoide Arthritis:** 1g i.v. d1, Wdh. nach 2W; **Granulomatose mit Polyangiitis und mikroskopische Polyangiitis:** 375mg/m^2 KOF einmal wö. iv. über 4 Wochen, vor Therapie 1–3d Methylprednisolon bis zu 1000mg iv., dann begleitend Prednisolon während der Therapie 1mg/kg KG (max. 80mg/d), nach Therapie ausschleichen, Pneumocystis jirovecii-Prophylaxe mit Cotrimoxazol **DANI, DALI** keine Angaben

Tocilizumab Rp	HWZ 8–14d
RoActemra *Inf.Lsg. 80mg/4ml, 200mg/10ml, 400mg/20ml*	**Rheumatoide Arthritis:** alle 4W 8mg/kg über 1h i.v.; Monotherapie od. Kombination mit MTX; **Juvenile idiopathische Arthritis:** Ki ≥ 2J: 8mg/kg bei ≥ 30kgKG alle 2W; 12mg/kg bei < 30kgKG alle 2W; Monoth. od. Komb. mit MTX; **DANI** nicht erford. bei leichter NI; **DALI** keine Daten

Ustekinumab Rp	HWZ 15–32d
Stelara *Inj.Lsg. 45mg; Fertigspr. 45, 90mg*	**Mittelschwere bis schwere Plaque-Psoriasis, Psoriasis-Arthritis:** ini 45mg s.c., Wdh. nach alle 12W; > 100kg: ini 90mg s.c., Wdh. nach 4W, dann alle 12W; **DANI, DALI** keine Daten

11 Medikamente

11.6 Immunsuppressiva

Wm/Wi (Azathioprin): Umwandlung in 6-Mercaptopurin = Purinantimetabolit; **Wm/Wi** (Ciclosporin): Blockade ruhender Lymphozyten in der G0- oder G1-Phase, Hemmung der Produktion und Freisetzung von Lymphokinen und T-Zell-Wachstumsfaktor; **Wm/Wi** (Mycophenolat): Hemmung der Inosinmonophosphatdehydrogenase ⇒ Hemmung der Synthese v. Guanosin-Nukleotiden ⇒ zytostatischer Effekt auf Lymphozyten; **UW** (Azathioprin): Nausea, Erbrechen, Diarrhoe, Panzytopenie, Fieber, Infektionsrisiko↑, Cholestase, Pankreatitis, Alopezie; **UW** (Ciclosporin): Nierenschädigung, Störg. der Leberfkt., Kardiotoxizität, Tremor, Hirsutismus, Gingivahypertrophie, Ödeme; **KI** (Azathioprin): Überempfindlichkeit gegen 6-Mercaptopurin, schwere Leber-, Nieren- und Knochenmarksschäden, schwere Infektionen; **KI** (Ciclosporin): Nierenfktsstrg., unkontrollierte arterielle Hypertonie, unkontrollierte Infektionen, Tumoren, schwere Lebererkrankungen, SZ; Cave in SS; **KI** (Everolimus): Überempfindlichkeit gg. Everolimus od. Sirolimus

Azathioprin Rp	HWZ 4.5h, Q0 1.0, PPB 30%, PRC D, Lact -
Azafalk *Tbl. 25, 50mg* Azamedac *Tbl. 50mg* Aza Q *Tbl. 50mg* Azaimun *Tbl. 25, 50mg* Azathioprin Hexal *Tbl. 25, 50, 75, 100mg* Azathioprin-ratioph. *Tbl. 25, 50mg* Imurek *Tbl. 25, 50mg; Inj.Lsg.* Imurel *Tbl. 50mg* Zytrim *Tbl. 50mg*	**Autoimmunhepatitis:** ini 1–1.5mg/kg, Erh.Dos. bis 2mg/kg; **chronische Polyarthritis, M. Crohn, Colitis ulcerosa, systemischer Lupus erythematodes, Dermatomyositis, Panarteriitis nodosa, M. Behcet, refraktäre autoimmune hämolytische Anämie durch IgG-Wärmeantikörper, chron. refraktäre idiopathische thrombozytopenische Purpura:** 1-3mg/kg/d; **Ki.:** s. Erw.; **DANI, DALI** sorgfältige Dosiseinstellung

Ciclosporin Rp	HWZ 7-8 (16-19)h, Q0 1.0, PPB 90%, ther. Serumspiegel (µg/l): 100-300
Cicloral *Kps. 25, 50, 100mg; Lsg. (1ml = 100mg)* Ciclosporin 1A *Kps. 25, 50, 100mg; Lsg. (1ml = 100mg)* Deximune *Kps. 25, 50, 100mg* Immunosporin *Kps. 25, 50, 100mg* Sandimmun *Kps. 10, 25, 50, 100mg; Susp. (1ml = 100mg); Amp. 50mg/1ml, 250mg/5ml*	**Nephrotisches Syndrom:** 5mg/kg p.o.; **Ki.:** 6mg/kg p.o.; **schwere Psoriasis:** 2.5mg/kg p.o. in 2ED, max. 5mg/kg; **DANI** KI, Ausnahme nephrotisches Syndrom

Mycophenolatmofetil Rp	HWZ 6h, Q0 > 0.7, PPB 97%
CellCept *Kps. 250mg; Tbl. 500mg; Trockensaft (5ml = 1g); Susp. (5mg = 1ml); Inj.Lsg. 500mg* Mycophenolatmofetil Hexal *Kps. 250mg; Tbl. 500mg* Myfenax *Kps. 250mg; Tbl. 500mg*	**Nach Nieren-Tx:** 2 x 1g p.o./i.v.; **nach Herz-Tx:** 2 x 1.5g p.o.; **nach Leber-Tx:** d1-4: 2 x 1g i.v., dann 2 x 1.5g p.o.; Pat. > 65J: 2 x 1g p.o./i.v.; **Ki. 2-18J:** 2 x 600mg/m² KOF p.o., max. 2g/d; **DANI** GFR < 25: max. 2 x 1g Bislang für keine Indikation aus dem rheumatischen Formenkreis zugelassen

11.7 Immunglobuline

Wm/Wi (Immunglobuline): antiviral, wachstumshemmend und immunregulatorisch; **UW:** Schüttelfrost, Kopfschmerzen, Fieber, Übelkeit, Erbrechen, allerg. Reaktionen, Hypotonie, Anaphylaxie, Gelenkschmerzen, Rückenschmerzen; **KI:** bekannte Überempfindlichkeit

Immunglobuline Rp — HWZ ca. 20d

Flebogamma 5% *Inf.Lsg.* 0.5g/10ml, 2.5g/50ml, 5g/100ml, 10g/200ml (97% IgG; max. 0.05mg/l IgA) **Gammagard S/D** *Inf.Lsg.* 0.5g/10ml, 2.5g/50ml, 5g/100ml, 10g/200ml (92% IgG; max. 0.003mg/l IgA) **Gamunex 10%** *Inf.Lsg.* 1g/10ml, 5g/50ml, 10g/100ml, 20g/200ml (98% IgG; max. 0.084mg/l IgA) **Kiovig** *Inf.Lsg.* 1g/10ml, 2.5g/25ml, 5g/50ml, 10g/100ml, 20g/200ml, 30g/300ml (98% IgG; max. 140µg/ml IgA) **Octagam** *Inf.Lsg.* 1g/20ml, 2.5g/50ml, 5g/100ml, 10g/200ml (95% IgG; max. 0.2mg/l IgA) **Sandoglobulin M** *Inf.Lsg.* 1g/33ml, 3g/100ml, 6g/200ml, 10g/167ml	**Primäre Immunmangelsyndrome:** ini 0.4-0.8g/kg i.v. alle 2-4W bis IgG-Spiegel 4-6g/l, dann 0.2-0.8g/kg; **sekundäre Immunmangelsyndrome (CLL, Myelom):** 0.2-0.4g/dl alle 3-4W; **Ki. mit AIDS:** 0.2-0.4g/kg alle 3-4W; **idiopathische thrombozytopenische Purpura (ITP):** 0.8-1g/kg an d1, ggf. Wdh. innerhalb von 3d oder 0.4g/kg über 2-5d; **Kawasaki-Syndrom:** 1.6-2g/kg über 2-5d

11.8 Gichtmittel

11.8.1 Urikosurika

Wm/Wi (Benzbromaron, Probenecid): Hemmung der tubulären Harnsäurerückresorption; **UW** (Benzbromaron): Nausea, Brechreiz, Völlegefühl, Diarrhoe, Gichtanfall, Uratsteine; **UW** (Probenecid): Anorexie, Nausea, Brechreiz, Völlegefühl, Hautreaktionen, Zahnfleischentzündungen, Haarausfall, Hautjucken, Kopfschmerzen, Benommenheit, Gichtanfall, Uratsteine; **KI** (Benzbromaron): bek. Überempfindlichkeit, Nierensteindiathese, Niereninsuffizienz, akuter Gichtanfall, Lebererkrankungen, SS; **KI** (Probenecid): bekannte Überempfindlichkeit, akuter Gichtanfall, Ki. < 2J, Nierensteindiathese, Niereninsuffizienz, SS, SZ; **Ink** (Probenecid): Methotrexat, Ketorolac, Salizylate, Zidovudin, Diflunisal

Benzbromaron Rp — HWZ 3(17-20)h, Q0 1.0 (1.0), PPB 99%

Benzbromaron AL *Tbl.* 100mg	**Hyperurikämie:** in. 1 x 20mg p.o., Erh.Dos. 1 x 100mg; **DANI, DALI** KI

Probenecid Rp — HWZ 3-17h, Q0 0.9, PPB 90%

Probenecid *Tbl.* 500mg	**Hyperurikämie:** W1: 2 x 250mg p.o., dann 2 x 500mg; **Ki. > 2J:** ini. 25mg/kg, dann 40mg/kg; **DANI** KI

11.8.2 Xanthin-Oxidase-Inhibitoren

Wm/Wi: Hemmung der Xanthinoxidase ⇒ Harnsäureproduktion ↓ (Urikostatikum); **UW** (Allopurinol): Nausea, Erbrechen, Hautreaktionen, Diarrhoe, Leukopenie, reaktiver Gichtanfall; **UW** (Febuxostat): Leberfunktionsstrg., Durchfall, Übelkeit, Hautausschlag, Kopfschmerzen; **KI** (Allopurinol): bekannte Überempfindlichkeit, Cave in SS/SZ; **KI** (Febuxostat): bekannte Überempfindlichkeit; **Ink** (Allopurinol): Ampicillin, Amoxicillin; **Ink** (Febuxostat): gleichzeitige Anwendung von Mercaptopurin und Azathioprin nicht empfohlen; Anstieg des Theophyllinspiegels möglich

Allopurinol Rp — HWZ 1.5(19)h, Q0 0.8 (0.1), PPB < 1%

Allopurinol-ratioph. Tbl. 100, 300mg Cellidrin Tbl. 100, 300mg Foligan Tbl. 100, 300mg Jenapurinol Tbl. 100, 300mg Zyloric Tbl. 100, 300mg	**Hyperurikämie, Uratnephropathie, Pro. von Ca-Oxalatsteinen, Lesch-Nyhan-Syndrom:** 1 x 100-300mg p.o., max. 800mg/d; **Ki.** < **15J:** 10mg/kg/d in 3ED; max. 400mg/d; **DANI** GFR 10-20: 100-200mg/d; < 10: 100mg/d; HD: 2-3 x/W 300-400mg; **DALI** s. DANI

Febuxostat Rp — HWZ 5-8h, PPB 99%

Adenuric Tbl. 80, 120mg	**Chron. Hyperurikämie mit Uratablagerungen:** 1 x 80mg p.o.; ggf. 1 x 120mg, wenn Harnsäurespiegel nach 2-4W > 6mg/dl; **DANI** leichte bis mittelschwere NI: 100%; schwere NI: keine Daten; **DALI** leichte LI: 80mg/d; mittelschwere bis schwere LI: keine Daten

11.8.3 Kombinationen

Allopurinol + Benzbromaron Rp

Allopurinol ratioph. comp. Tbl. 100+20mg	**Hyperurikämie:** 1 x 100+20mg p.o., evtl. vorübergehend 300+60mg/d; **DANI** KI; **DALI** KI

11.8.4 Weitere Gichtmittel

Wm/Wi (Colchicin): verhindert Phagozytose abgelagerter Uratkristalle durch Leukozyten, die Entzündungs-mediatoren freisetzen = Mitosehemmstoff; **Wm/Wi** (Rasburicase): Katalyse der enzymatischen Oxidation von Harnsäure in Allantoin, das leichter über die Niere ausgeschieden wird; **UW** (Colchicin): Durchfälle, Nausea, Erbrechen, Leukopenie, Alopezie; **UW** (Rasburicase): Fieber, Erbrechen, Übelkeit, Diarrhoe, Kopfschmerzen, allergische Reaktionen; **KI** (Colchicin): SS/SZ; **KI** (Rasburicase): G-6-PDH-Mangel, SS/SZ

Colchicin Rp — HWZ 4.4h, Q0 1.0

Colchicum-Dispert Tbl. 0.5mg Colchysat Gtt. (25Gtt. = 0.5mg)	**Akuter Gichtanfall:** ini 1mg p.o., dann alle 1-2h 0.5-1.5mg bis Besserung, max. 8mg/d bzw. 12mg/Anfall; **DANI, DALI** KI

Magenmittel 167

Rasburicase Rp	HWZ 19h, keine PPB
Fasturtec *Inj.Lsg. 1.5mg/1ml, 7.5mg/5ml*	**Akute Hyperurikämie, Tumorlyse b. Therapie hämatologischer Malignome:** 1 x 0.2mg/kg über 30min i.v. über 5-7d; **DANI, DALI** nicht erforderlich

11.9 Magenmittel

11.9.1 Protonenpumpenblocker

Wm/Wi: Blockade der H+/K+-ATPase ⇒ stärkste Suppression der Säurebildung; **UW** (Omeprazol): Kopfschmerzen, Durchfall, Obstipation, Bauchschmerzen, Übelkeit, Erbrechen; **UW** (Pantoprazol): Diarrhoe, Obstipation, Oberbauchbeschwerden, Blähungen; **KI** (Omeprazol): bek. Überempfindlichkeit, Kombination mit Atazanavir; **KI** (Pantoprazol): bek. Überempfindlichkeit **WW** (Omeprazol): Nelfinavir, Atazanavir: verminderter Plasmaspiegel, keine gleichzeitige Anwendung!; Digoxin: erhöhte Bioverfügbarkeit von D., Spiegelkontrolle; Ketoconazol, Itraconazol, Posaconazol, Erlotinib: vermind. Resorption der genannten WS durch pH-Anstieg im Magen; Clopidogrel: evtl. Hemmung der thrombozytenaggregationshemmenden Wirkung, widersprüchliche Ergebnisse; Cilostazol, Phenytoin, Saquinavir, Tacrolimus: höhere Plasmaspiegel der genannten WS; Rifampicin, Johanniskraut: verminderter O.-Plasmaspiegel; Warfarin, Phenprocoumon: evtl. Wirkungsverstärkung durch höhere Plasmaspiegel; **WW** (Pantoprazol): Ketoconazol, Itraconazol, Posaconazol, Erlotinib, Atazanvir: verminderte Resorption der genannten WS durch pH-Anstieg im Magen; Phenprocoumon, Warfarin: Einzelfälle von Änderungen der Prothrombinzeit/INR

Esomeprazol Rp	HWZ 1.5h, Q0 > 0.9, PPB 97%
Esomep *Tbl. 20, 40mg* **Esomeprazol CT** *Tbl. 20, 40mg* **Esomeprazol ratioph.** *Tbl. 20, 40mg* **Nexium Mups** *Tbl. 20, 40mg* **Nexium** *Tbl. 20, 40mg; Gran. 10mg; Inf.Lsg. 40mg*	**Refluxösophagitis: Erw. u. Ki. ab 12J:** ini 1 x 40mg p.o. für 4-8W, dann 1 x 20mg; 1 x 20-40mg i.v.; **Ki 1-11J:** 10-20kg: 1 x 10mg p.o.; ≥ 20kg: 1 x 10-20mg bis zu 8W; **Pro. gastroduodenale Ulzera bei NSAR-Therapie:** 1 x 20mg;**DANI** nicht erforderlich; **DALI** bei schwerer LI max. 20mg/d

Lansoprazol Rp	HWZ 0.9-1.5h, Q0 1.0 (0.7), PPB 97%
Agopton *Kps. 15, 30mg* **Lansogamma** *Kps. 15, 30mg* **Lansoprazol HEXAL** *Kps. 15, 30mg* **Lansoprazol Sandoz** *Kps. 15, 30mg*	**Gastroduodenale Ulzera, Refluxösophagitis:** 1 x 30mg p.o.; Rezidiv-Pro.: 1 x 15mg; **Pro. gastroduodenale Ulzera bei NSAR-Therapie:** 1 x 15mg; **DANI** max. 30mg/d; **DALI** leichte bis mäßige LI: 30 bzw. 15mg/d; schwere LI: Anwendung nicht empfohlen

11 Medikamente

Omeprazol Rp/<u>OTC</u>*	HWZ 0.5-1.5h, Q0 1.0, PPB > 90%
Antra *Tbl. 20mg; Inj.-Lsg. 40mg* **Antra Mups** *Tbl. 10, 20mg* **Omedoc** *Kps. 20mg* **Omep** *Kps. 10, <u>20</u>, 40mg* **Omeprazol-ratioph. NT** *Kps. 10, <u>20</u>, 40mg; Inf.Lsg. 40mg* **Omeprazol Dura** *Kps. 10, 20, 40mg* **Ome Tad** *Kps. 20, 40mg* **Ulcozol** *Tbl. 10, 20, 40mg* **Ulnor** *Kps. 20mg* ** 20mg Tbl. teils als OTC in kleinen Packungsgrößen verfügbar*	**Gastroduodenale Ulzera:** 1 x 20-40mg p.o.; 1 x 10-20mg i.v.; **Refluxösophagitis:** 1 x 20-40mg p.o.; **Ki.** > 2J: < 20kg: 1 x 10mg; > 20kg 1 x 20mg; **Pro. gastroduodenale Ulzera bei NSAR-Therapie:** 1 x 20mg; **DANI** nicht erforderlich; **DALI** max. 20mg/d

Pantoprazol Rp/<u>OTC</u>*	HWZ 1h, Q0 0.7, PPB 98%
Gastrozol *Tbl. 20, 40mg* **Pantoprazol HEXAL** *Tbl. <u>20</u>, 40mg; Inj.Lsg. 40mg* **Pantoprazol Nyc** *Tbl. 20, 40 mg* **Pantoprazol Stada** *Tbl. 20, 40mg* **Pantorc** *Tbl. 20, 40mg* **Pantozol** *Tbl. 20, 40mg; Inj.Lsg. 40mg* **Pantozol control** *Tbl. 20mg* **Rifun** *Tbl. 20, 40mg* ** 20mg Tbl. teils als OTC in kleinen Packungsgrößen verfügbar*	**Gastroduodenale Ulzera, Refluxösophagitis:** 1 x 40mg p.o.; 1 x 40mg i.v.; **Langzeittherapie u. Rezidiv-Pro. Refluxösophagitis, Pro. gastroduodenaler Ulzera bei NSAR-Therapie:** 1 x 20mg; **DANI** max. 40mg/d; **DALI** schwere LI max. 40mg alle 2d

Rabeprazol Rp	HWZ 1-2h, Q0 0.8, PPB 97%
Pariet *Tbl. 10, 20mg* **Rabeprazol Actavis** *Tbl. 10, 20mg* **Rabeprazol-ratioph.** *Tbl. 10, 20mg*	**Gastroduodenale Ulzera, Refluxösophagitis:** 1 x 20mg p.o.; Rezidiv-Pro. 1 x 10mg; **DANI, DALI** nicht erforderlich

11.9.2 Antazida

Wm/Wi: Neutralisierung der Magensäure; **UW** (Hydrotalcit): weiche Stühle, Diarrhoe, bei Niereninsuffizienz: Hypermagnesiämie, Aluminiumeinlagerung v.a. in Knochen und Nervengewebe, Phosphatverarmung; **KI** (Hydrotalcit): Niereninsuffizienz (GFR < 30) nur unter Kontrolle des Magnesium- u. Aluminiumspiegels, Hypophosphatämie, Kinder < 12J; **Ink** (Hydrotalcit): Herzglykoside, Tetracycline, Chinolone	

Almasilat OTC	
Megalac Almasilat *Btl. 1g* **Simagel** *Tbl. 430mg*	**Säurebedingte Magenbeschwerden:** bis zu 6 x 430-860mg p.o.; **DANI** GFR < 30: Kontrolle von Al- u. Mg-Spiegel erforderlich

Kardiologische Medikamente

Hydrotalcit OTC	
Ancid *Kautbl. 500, 1000mg* Hydrotalcit-ratioph. *Kautbl. 500, 1000mg* Talcid *Kautbl. 500, 100mg; Btl. 1000mg;* *Saft 1g/Messl.* Talidat *Kautbl. 500mg*	**Säurebedingte Magenbeschwerden:** 3-4 x 500-1000mg p.o., max. 6g/d; **DANI** GFR < 30: Kontrolle von Al- und Mg-Spiegel erforderlich
Magaldrat OTC	
Gastripan *Tbl. 800mg; Btl. 800mg* Glysan *Tbl. 800mg;* Magaldrat-ratioph. *Tbl. 800mg; Btl.800mg* Magastron *Tbl. 400, 800mg; Btl. 800mg* Marax *Tbl. 800mg;* Riopan *Tbl. 800mg; Btl. 1600mg* Simagel *Lutschtbl. 800mg; Btl. 80, 800mg*	**Säurebedingte Magenbeschwerden:** 3-4 x 400-1600mg p.o.; max. 6400mg/d; **DANI** GFR < 30: Kontrolle von Al- und Mg-Spiegel erforderlich
Al-Na-Carbonat-Dihydroxid OTC	
Kompensan *Tbl. 300mg; Btl. 300mg*	**Säurebedingte Magenbeschwerden:** 3-4 x 300-600mg p.o.; **DANI** GFR < 30: KI
Al-Mg-Silicat OTC	
Gelusil Lac *Tbl. 500mg; Pulver (1g enth. 0.156g)* Gelusil Liquid *Susp. (1ml enth. 0.172g)*	**Säurebedingte Magenbeschwerden:** 3-4 x 1-2g p.o.; **DANI** GFR < 30: Kontrolle von Al- und Mg-Spiegel erforderlich
Mg-hydroxid + Al-oxid OTC	
Maalox *Tbl. 400+200mg; Btl. 900+600mg;* *Susp. (4 Messl. = 600+900mg)* Maaloxan *Tbl. 400+200mg; Btl.* *400+230mg; Susp. (10ml = 400+230mg)* Progastrit *Tbl. 144+240mg; Btl.* *600+900mg*	**Säurebedingte Magenbeschwerden:** 3-4 x 400-800+200-900mg p.o.; **DANI** GFR < 30: Kontrolle von Al- und Mg-Spiegel erforderlich

11.10 Kardiologische Medikamente

11.10.1 Kalziumantagonisten (Dihydropyridine)

Wm/Wi: Hemmung des Ca^{2+}-Einstroms ⇒ negativ inotrop, kardialer O_2-Verbrauch ↓, Vasodilatation v.a. der Arteriolen ⇒ Nachlast ↓, Vorlast unbeeinflusst!; **UW** (Amlodipin): Knöchelschwellung, Kopfschmerzen, Schläfrigkeit, Schwindel, Schwäche, Palpitationen, Übelkeit, Dyspepsie, Bauchschmerzen, Gesichtsrötung mit Hitzempfindung; **KI** (Amlodipin): Überempfindlichkeit gegen Amlodipin oder andere Dihydropyridine, schwere Hypotonie, Schock, kardiogener Schock, Herzinsuffizienz nach akutem Herzinfarkt (erste 4W), hochgradige Aortenstenose, instabile Angina pectoris; **Ink** (Amlodipin): Diltiazem, Ketoconazol, Itraconazol, HIV-Proteasehemmer, Makrolide, Nefazodon, Ritonavir, Rifampicin, Johanniskraut, Dexamethason, Phenobarbital,

Phenytoin, Carbamazepin, Nevirapin, Rifabutin, andereAntihypertensiva; **Ink** (Felodipin): Cimetidin, Itraconazol, Ketoconazol), Makrolide, HIV-Proteaseninhibitoren, Grapefruitsaft, Carbamazepin, Phenytoin, Barbiturate, Rifampicin, Johanniskraut, Hydrochlorothiazid, Cyclosporin, Digoxin

Nifedipin Rp	HWZ 2.5-5h, Q0 1.0, PPB 98%
Adalat Kps. 5, 10mg; Tbl. 20(ret.), 30(ret.), 60(ret.)mg; Inf.Lsg. 5mg/50ml **Cisday** Tbl. 40(ret.)mg **Corinfar** Tbl. 10(ret.), 20(ret.), 40(ret.)mg **Duranifin** Kps. 5, 10mg; Tbl. 10(ret.), 20(ret.), 40(ret.)mg **NifeHEXAL** Kps. 5, 10, 20mg; Tbl. 10(ret.), 20(ret.), 30(ret.), 40(ret.), 60(ret.)mg; Gtt. (1ml = 20mg) **Nifical** Tbl. 10(ret.), 20(ret.)mg; Gtt. (1ml = 20mg)	**Art. Hypertonie, KHK:** 3 x 10-20mg p.o.; 1 x 30-60mg (ret.), 2 x 20mg (ret.); max. 60mg/d p.o.; 0.63-1.25mg/h i.v.; Perf. (5mg) = 0.1mg/ml ⇒ min1-5: 60-120ml/h, dann 6-12ml/h; **hypertensive Krise:** 10mg p.o. (Kps. zerbeißen), evtl. Wdh. nach 30min; **Raynaud-Syndrom:** 3 x 10-20mg p.o.; **DANI** nicht erforderlich; **DALI** sorgfältige Dosiseinstellung

11.10.2 Mittel zur Therapie der pulmonalen Hypertonie

Wm/Wi (Ambrisentan): selektiver Antagonist am Endothelinrezeptor Typ ET_A ⇒ Hemmung der Vasokonstriktion und Proliferation glatter Muskelzellen;
Wm/Wi (Bosentan): spezifischer und kompetitiver Antagonist am Endothelinrezeptor Typ ET_A und ET_B ⇒ Inhibition von Endothelin-1-Wi ⇒ pulmonal arterieller Druck↓;
Wm/Wi (Iloprost): Prostaglandin ⇒ Vasodilatation; **Wm/Wi** (Sildenafil, Tadalafil): Hemmung der Phosphodiesterase Typ 5 ⇒ cGMP-Abbau↓ ⇒ pulmonal arterieller Druck↓ (Phosphodiesterase-5-Inhibitor); **UW** (Ambrisentan): Kopfschmerzen, periphere Ödeme, Flüssigkeitsretention, Palpitationen, Anämie, Schleimhautschwellungen in oberen Atemwegen, Sinusitis, Rhinitis, abdominale Schmerzen, Obstipation, Hautrötungen; **UW** (Bosentan): Kopfschmerzen, Nasopharyngitis, Hypotension, Flush, Ödeme, Anämie, Transaminasen↑, Leberschaden; **UW** (Sildenafil, Vardenafil): Kopfschmerzen, Flush, Gliederschmerzen, Myalgie, Dyspepsie, Diarrhoe, Husten, Epistaxis, Schlaflosigkeit, Fieber, Grippe, Sehstrg.; **UW** (Tadalafil): Kopfschmerzen, Verschwommensehen, Hautrötung, Hypotonie, Epipharyngitis, Epistaxis, Übelkeit, Erbrechen, Muskelschmerzen, vermehrte uterine Blutung; **UW** (Treprostinil): Kopfschmerzen, Vasodilatation, Diarrhoe, Übelkeit, Hautausschlag, Kieferschmerzen, Schmerzen/Reakt. an der Infusionsstelle (Blutung, Hämatom)$_A$, Benommenheit, Hypotonie, Pruritus, Ödem, Blutungen; **KI** (Ambrisentan): bekannte Überempfindlichkeit, stark eingeschränkte Leberfkt., keine Kontrazeption, SS/SZ; **KI** (Bosentan): SS; **KI** (Tadalafil): bekannte Überempfindlichkeit, schwere Hypotonie, Herzinfarkt < 90d, gleichzeitige Anw. von Nitraten, nichtarteriitische anteriore ischämische Opticusatrophie (NAION); **KI** (Treprostinil): bekannte Überempfindlichkeit, pulmonale arterielle Hypertonie in Verbindung mit einer Venenverschlusserkrankung, kongestive Herzinsuffizienz infolge einer schweren LV-Dysfkt., schwere Leberinsuffizienz (Child C), aktives Magen-Darm-Geschwür, intrakranielle Blutung, Verletzung oder andere Blutungen, kongenitale/erworbene Herzklappenfehler mit klinisch relevanter myokardialer Funktionsstrg., die nicht mit pulmonaler Hypertonie zusammenhängt, schwere koronare Herzkrankheit/instabile Angina; Herzinfarkt innerhalb der letzten 6M; dekompensierte

Kardiologische Medikamente 171

Herzinsuffizienz, wenn diese nicht unter genauer ärztlicher Aufsicht steht, schwere Arrhythmien, zerebrovaskuläre Ereignisse (z. B. TIA, Schlaganfall) innerhalb der letzten 3M

Ambrisentan Rp — HWZ 14-17h, PPB 99%

Volibris Tbl. 5, 10mg	**Pulmonale Hypertonie (WHO II-III):** 1 x 5mg p.o.; **PAH + Bindegewebserkrankung:** ini 1 x 5mg, evtl. auf 10mg/d steigern; **Ki.** < 18J: Anwendung nicht empfohlen; **DANI** GFR > 30: 100%; < 30: vorsichtige Anwendung; **DALI** Transaminasenerhöhung > 3 x ULN: KI

Bosentan Rp — HWZ 5h, PPB 98%

Tracleer Tbl. 32, 62.5, 125mg	**Pulmonale Hypertonie (WHO III-IV):** ini 2 x 62.5mg p.o., nach 4W 2 x 125mg; max. 2 x 250mg; **Ki.** > 3J: 10-20kg: ini 1 x 31.25mg, Erh.Dos. 2 x 31.25mg; 20-40kg: ini 2 x 31.25mg, Erh.Dos. 2 x 62.5mg; > 40kg: ini 2 x 62.5mg, Erh.Dos. 2 x 125mg; **DANI** nicht erforderlich; **DALI** Child B-C: KI

Iloprost Rp — HWZ 0.5h, Qo 1.0, PPB 60%

Ilomedin Amp. 20µg/1ml Ventavis Amp. 10µg/1ml, 20µg/2ml	**Primäre pulmonale Hypertonie NYHA III:** 6-9 x 2.5-5µg inhalieren; **DANI** GFR > 30: 100%; HD: sorgfältige Dosiseinstellung, Dosisintervall mind. 3h; **DALI** Dosisreduktion

Sildenafil Rp — HWZ 3-5h, PPB 96%

Revatio Tbl. 20mg	**Pulmonale Hypertonie (WHO III):** 3 x 20mg p.o.; **Ki. 1-17J:** < 20kg: 3 x 10mg p.o; > 20kg: 3 x 20mg; **DANI** GFR < 30: bei schlechter Verträglichkeit 2 x 20mg; **DALI** Child-Pugh A, B: evtl. 2 x 20mg; C: KI

Tadalafil Rp — HWZ 16h, PPB 94%

Adcirca Tbl. 20mg	**Pulmonale Hypertonie (WHO II-III):** 1 x 40mg p.o.; **DANI** leichte bis mäßige NI: ini 20mg, ggf. steigern auf 40mg/d; schwere NI: Anwendung nicht empfohlen; **DALI** Child-Pugh A, B: evtl. ini 20mg; C: Anwendung nicht empfohlen

Vardenafil Rp-L!	HWZ 4h, PPB 95%
Levitra *Tbl. 5, 10, 20mg*	**Erektile Dysfunktion:** ini 10mg p.o. 25-60 min vor Koitus, je nach Wi Dosisanpassung auf 5 bzw. 20mg, max. 20mg; max. 1 x/d; **DANI:** GFR < 30: ini 5mg; **DALI** Child A-B max. 10mg

11.11 Gerinnungsmittel

11.11.1 Cumarinderivate

Wm/Wi: Hemmung der Vit.-K-vermittelten Carboxilierung Ca^{2+}-abhängiger Gerinnungsfakt. (II, VII, IX, X) in der Leber; **UW** (Phenprocoumon): Hämaturie, Epistaxis, Zahnfleischbluten, Hämatome nach Verletzungen, Hepatitis, Ikterus; **KI** (Phenprocoumon): bekannte Überempfindlichkeit, Erkrankungen mit erhöhter Blutungsbereitschaft, frischer Apoplex, Endocarditis lenta, Perikarditis, Hirnarterienaneurysma, dissez. Aortenaneurysma, Magen-Darm-Ulzera, OPs am Auge, OPs od. Traumen am ZNS, Retinopathien m. Blutungsrisiko, fixierte u. behandlungsrefraktäre Hypertonie (> 200/105 mmHg), kavernöse Lungen-Tbc, nach Uro-OP mit Makrohämaturie, ausgedehnte offene Wunden, SS (Ausnahme: absolute Indikation zur Antikoagulation bei lebensbedrohlicher Heparinunverträglichkeit)

Phenprocoumon Rp	HWZ 150h, Q0 1.0, PPB 99%
Falithrom *Tbl. 1.5, 3mg* Marcumar *Tbl. 3mg* Marcuphen *Tbl. 3mg* Phenpro Abz *Tbl. 3mg* Phenpro-ratioph. *Tbl. 3mg* Phenprogamma *Tbl. 3mg*	**Langzeitantikoagulation, Pro. arterieller und venöser Thrombosen und Embolien:** d1: 6-9mg p.o., d2: 6mg; Erh.Dos. je nach INR-Wert 1 x 1.5-4.5mg (abends); **DANI** nicht erforderlich
Warfarin Rp	HWZ 35-45h, Q0 1.0, PPB 99%
Coumadin *Tbl. 5mg*	**Langzeitantikoagulation, Pro. arterieller und venöser Thrombosen und Embolien:** ini 2.5-10mg, Erh.Dos. je nach INR-Wert 2.5-10mg (abends); **DANI** nicht erforderlich

Gerinnungsmittel 173

11.11.2 Thrombozytenaggregationshemmer

Wm (Abciximab, Eptifibatid, Tirofiban): Antagonist des Glykoprotein-IIb/IIIa-Rezeptors;
Wm (ASS): Hemmung der Cyclooxygenase ⇒ ↓ Synthese v. Thromboxan A2 (Aggregationsaktivator von Thrombozyten) und von Prostacyclin (Aggregationsinhibitor im Endothel);
Wm (Clopidogrel, Prasugrel, Ticagrelor, Ticlopidin): Blockade des ADP-Rezeptors an Thrombozyten;
Wm (Dipyridamol): Hemmung der Phosphodiesterase ⇒ aggregationshemmendes cAMP in Thrombozyten↑; **UW** (Abciximab, Tirofiban): Blutung, Thrombopenie, Übelkeit, Fieber, Kopfschmerz; **UW** (ASS): Ulkus, allergische Hautreaktionen, Schwindel, Tinnitus, Sehstörung, Nausea, Bronchospasmus, Alkalose, Azidose; **UW** (Ass + Esomeprazol): Kopfschmerzen, Bauchschmerzen, Diarrhoe, Dyspepsie, Flatulenz, Übelkeit, Erbrechen, Obstipation;
UW (Clopidogrel): Bauchschmerzen, Dyspepsie, Durchfall, Übelkeit, Exa **UW** (Prasugrel): Anämie, Hämatom, Epistaxis, GI-Blutung, Exanthem, Ekchymose, Hämaturie, Hämatom/Blutung an Punktionsstelle; **UW** (Ticagrelor): Dyspnoe, Epistaxis, GI-Blutung, subkutane/dermale Blutungen; **UW** (Ticlopidin): Agranulozytose, Panzytopenie, allergische Hautreaktionen; **KI** (Abciximab, Tirofiban): zerebrovaskuläre Komplikationen in den letzten 2J, OP/Trauma in den letzten 2M, Thrombopenie, Vaskulitis, Aneurysma, AV-Fehlbildungen, hypertensive/diabetische Retinopathie; **KI** (ASS): Ulzera, hämorrhagische Diathese, Anw.Beschr. SS/SZ, Ki.; **KI** (ASS + Esomeprazol): bek. Überempfindlichkeit, Pat. mit asthmat. Beschwerden, Rhinitis, Urtikaria auf ASS oder andere NSAR in der Vorgeschichte, Hämophilie, Thrombopenie, Leber-zirrhose, schwere Herzinsuffizienz, schwere Niereninsuffizienz, gleichzeitige Anwendung von Nelfinavir; **KI** (Clopidogrel): schwere Leberfunktionsstörung, akute Blutung, SS/SZ; **KI** (Prasugrel): bekannte Überempfindlichkeit, Schlaganfall u./od. TIA in der Anamnese, aktive pathologische Blutung, Leberfunktionsstörung Child C; **KI** (Ticagrelor): bekannte Überempfindlichkeit, aktive pathologische Blutung, intrazerebrale Blutung in Anamnese, mäßige/schwere Leberfunktionsstörung; **KI** (Ticlopidin): BB-Veränderung, SS/SZthem, Juckreiz, Kopfschmerzen, Schwindel, Parästhesien, Blutungen, Thrombopenie

Abciximab Rp	HWZ 10-30min, Q0 1.0
ReoPro *Inf.Lsg.* 10mg/5ml	**Koronarintervention, instabile AP:** ini 0.25mg/kg i.v., dann 0.125µg/kg/min über 12h; **DANI, DALI** KI bei HD, schwerer NI, LI

Acetylsalicylsäure (ASS) OTC	HWZ 15min (3h), Q0 1.0 (0.8)
Aspirin *Tbl.* 100, 300mg ASS Isis *Tbl.* 100mg ASS-ratioph. *Tbl.* 100, 300mg Godamed *Tbl.* 50, 100, 300mg Herz ASS-ratioph. *Tbl.* 50, 100mg Miniasal *Tbl.* 30mg	**Instabile AP, akuter Herzinfarkt:** 1 x 75-300mg p.o.; **Sekundär Pro. KHK, AVK, zerebrale Ischämie, TIA:** 1 x 30-300mg p.o.

Acetylsalicylsäure + Esomeprazol Rp	
Axanum *Tbl.* 81+20mg	**Pro. thrombot. kardio- u. zerebrovask. Ereignisse + Pro. Ass-induzierte gastroduodenale Ulzera** 1 x 81+20mg p.o.; **DANI** GFR < 30: KI; **DALI** KI bei Leberzirrhose

11 Medikamente

Cilostazol Rp	HWZ 10h, PPB 98%
Pletal *Tbl. 50, 100mg*	**AVK:** 2 x 100mg p.o.; **DANI:** GFR > 25: 100%; < 25: KI; **DALI** KI bei mittelschwerer bis schwerer LI

Clopidogrel Rp	HWZ 8h, Q0 > 0.8
Carder *Tbl. 75mg* Clopidogrel HEXAL *Tbl. 75mg* Clopidogrel-ratioph. *Tbl. 75mg* Iscover *Tbl. 75, 300mg* Plavix *Tbl. 75, 300mg*	**Sekundär-Pro. KHK, AVK, zerebrale Ischämie, TIA:** 1 x 75mg p.o.; **akutes Koronarsyndrom ohne ST-Hebung (incl. Pat. nach PCI mit Stenting), STEMI (bei Pat. die für Thrombolyse infrage kommen):** ini 300mg p.o., dann 1 x 75mg, Komb. m. ASS; **Pro. atherothrombotischer u. thromboembolischer Ereignisse bei Vorhofflimmern:** 1 x 75mg. Komb. m. ASS **DANI** vorsichtige Anwendung **DALI** KI bei schwerer Leberfunktionsstörung

Clopidogrel + ASS Rp	
DuoPlavin *Tbl. 75+100mg*	**Akutes Koronarsyndrom ohne ST-Hebung (incl. Pat. nach PCI mit Stenting), STEMI (bei Pat. die für Thrombolyse infrage kommen):** 1 x 75 + 100mg p.o.; **DANI, DALI** KI bei schwerer NI, LI

Dipyridamol + ASS Rp	
Aggrenox *Kps. 200+25(ret.)mg*	**Sekundär-Pro. nach TIA, zerebraler Ischämie:** 2 x 1Kps. p.o.

Eptifibatid Rp	HWZ 1.13-2.5h, Q0 0.6
Integrilin *Inj.Lsg. 20mg/10ml; Inf.Lsg. 75mg/100ml*	**Instabile AP, Non-Q-wave-Infarkt:** ini 180µg/kg i.v., dann 2µg/kg/min; **DANI** GFR 30-50: 1µg/kg/min; < 30: KI

Prasugrel Rp	HWZ 7h, PPB 98%
Efient *Tbl. 5, 10mg*	**Pro. atherothrombotischer Ereignisse bei akutem Koronarsyndrom (instab. AP, NSTEMI, STEMI) mit primärer oder verzögerter PCI:** ini 60mg p.o., dann 1 x 10mg, Komb. mit ASS; < 60kg: 1 x 5mg; > 75J: Anw. nur nach sorgfältiger Nutzen-Risiko-Abwägung, 1 x 5mg; **DANI** nicht erforderlich; **DALI** Child C KI

Gerinnungsmittel 175

Ticagrelor Rp	HWZ 7(8.5)h, PPB > 99%
Brilique *Tbl. 90mg*	**Prävention atherothrombot. Ereignisse bei akutem Koronarsyndrom/STEMI:** (in Komb. mit ASS), ini 1 x180mg, dann 2 x 90mg p.o. für 12M; **DANI** nicht erford., HD: Anw. nicht empf.; **DALI** KI bei mäßiger/schwerer Leberfkt.störung

Ticlopidin Rp	HWZ 30-50h, Q0 1.0, PPB 98%
Brilique *Tbl. 90mg*	**Pro. atherothrombotische Ereignisse bei akutem Koronarsyndrom (instab. AP, NSTEMI, STEMI) bei medikamentös behandelten Pat., Z.n. PCI und Z.n. ACB-OP:** (in Komb. mit ASS), ini 1 x180mg, dann 2 x 90mg p.o. für 12M; **DANI** nicht erforderlich, HD: Anw. nicht empfohlen; **DALI** KI bei mäßiger/schw. Leberfunktionsstrg.

Tirofiban Rp	HWZ 1.5h, Q0 0.6
Aggrastat *Inf.Lsg. 12.5mg/50ml, 12.5mg/250ml*	**Instabile AP, Non-Q-wave-Infarkt:** wenn keine Angiografie in nä. 4-48 h nach Diagnose: ini. 0.4μg/kg/min für 30min, dann 0.1μg/kg/min für 48h; **bei PCI:** Bolus 25 μg/kg i.v., dann 0.15 μg/kg/min über 18 h **DANI** GFR < 30: 50%; **DALI** KI bei schwerer LI

11.11.3 Durchblutungsfördernde Mittel

Wm/Wi (Alprostadil, Iloprost): Prostaglandine ⇒ Vasodilatation, Hemmung der Thrombozytenaggregation; **UW** (Alprostadil): Temperatur↑, Verwirrtheit, Krampfanfälle, RR↓, Tachykardie, Kopfschmerz, Durchfall, Übelkeit, Erbrechen, Flush-Reaktion, Schmerz, Erytheme, Ödeme an infundierter Extremität, Rötungen der infundierten Vene; **KI** (Alprostadil): schwere Herzinsuffizienz, HRST, KHK, Lungenödem, Lungeninfiltrationen, schwere COPD, Lebererkrankung, Magenulkus, SS/SZ	

Alprostadil Rp	HWZ 5-10 (0.5)min, PRC X, Lact -
Pridax *Amp. 20μg/1ml* Prostavasin *Amp. 20μg*	**AVK Stadium III-IV:** 2 x 40μg in 250ml NaCl über 2h i.v.; 1 x 10-20μg in 50ml NaCl über 60-120min i.a.; **DANI** Krea (mg/dl) > 1.5: ini 2 x 20μg i.v., nach 2-3d evtl. 2 x 40μg i.v.; **DALI** KI bei Lebererkrankung

Iloprost Rp	HWZ 0.5h, Q0 1.0, PPB 60%
Ilomedin *Amp. 20μg/1ml*	**Thrombangiitis obliterans:** 0.5-2ng/kg/min über 6h i.v.; **DANI** GFR > 30: 100%; HD: sorgfältige Dosiseinstellung, Dosisintervall mindestens 3h; **DALI** Dosisreduktion

12 Anhang

12.1 Abkürzungsverzeichnis

a.p.	Anterior-posterior
AK	Antikörper
ANA	Antinukleäre Antikörper
ANCA	Antineutrophile zytoplasmatische Antikörper
aP	Alkalische Phosphatase
ASS	Acetylsalicylsäure
AST	Antistreptolysintiter
AZ	Allgemeinzustand
BB	Blutbild
BSG	Blutkörperchensenkungsgeschwindigkeit
BWS	Brustwirbelsäule
CED	Chronisch entzündliche Darmerkrankung
CK	Kreatinkinase
CRP	C-reaktives Protein
CT	Computertomografie
CVR	kardiovaskuläres Risiko
d	Tag
DA	Dosisanpassung
DALI	Dosisanpassung bei Leberinsuffizienz
DANI	Dosisanpassung bei Niereninsuffizienz
DD	Differenzialdiagnose
ED	Einzeldosis
DGRh	Deutsche Gesellschaft für Rheumatologie e.V.
Diff-BB	Differenzial-Blutbild
DIP	Distales Interphalangealgelenk
DXA	Dual Energy X-Ray Absorptiometry (Dual-Röntgen-Absorptiometrie)
EBV	Epstein-Barr-Virus
EEG	Elektroenzephalogramm
EKG	Elektrokardiogramm
EMG	Elektromyogramm
ENA	Extrahierbare nukleäre Antigene
FBA	Finger-Boden-Abstand
GI(T)	Gastrointestinaltrakt
GOT	Glutamat-Oxalazetat-Transaminase
GPT	Glutamat-Pyruvat-Transaminase
h	Stunden
HAV	Hepatitis-A-Virus (analog HBV etc.)
HLA	Humanes Leukozytenantigen
HR-CT	High Resolution Computertomografie
HRST	Herzrhythmusstörungen
HWI	Harnwegsinfekt
HWS	Halswirbelsäule
ISG	Iliosakralgelenk
i.v.	intravenös
IE	internationale Einheiten
Ind.	Indikation
Inf.	Infektion
ini	initial
Ink	Inkompatibilität
INR	International Normalized Ratio
IU	International Unit (internationale Einheit)
J.	Jahre
kgKG	pro Kilogramm Körpergewicht
KI	Kontraindikation
Ki.	Kinder
klin.	klinisch
KM	Kontrastmittel
Lact	Stillzeit
LDH	Laktatdehydrogenase
Lj.	Lebensjahr
LK	Lymphknoten
M/ Mo	Monat/Monate

MAK	Mikrosomale Antikörper (Thyreoperoxidase-Antikörper)
MCP	Metacarpophalengealgelenk
MCTD	Mixed connective tissue disease
MER	Muskeleigenreflex
min	Minute(n)
MRA	Magnetresonanzangiografie
MRT	Magnetresonanztomografie
MTX	Methotrexat
NI	Niereninsuffizienz
NLG	Nervenleitgeschwindigkeit
NSAR	nichtsteroidale Antiphlogistika
NW	Nebenwirkungen
OSG	Oberes Sprunggelenk
Pat.	Patient(en)
Pck. Beil.	Packungsbeilage
PCP	Pneumocystis-carinii-Pneumonie
PCR	Polymerasekettenreaktion
PE	Probeexzision
PIP	Proximales Interphalangealgelenk
p.o.	Per os
PsA	Psoriasisarthritis
PSS	Progressive systemische Sklerodermie
PTH	Parathormon
PTT	Partielle Thromboplastinzeit
RA	Rheumatoide Arthritis
RF	Rheumafaktor
Rp	Rezept-/Apothekenpflicht (OTC)
S.	Serum
s.c.	subkutan
s. o.	siehe oben
s. u.	siehe unten
SA	Spondylitis ankylosans
SIG	Sakroiliakalgelenk
SLE	Systemischer Lupus erythematodes
SpA	Spondylitis ankylosans
SPECT	Single Photon Emission Computed Tomography
SS	Schwangerschaft
SSc	systemische Sklerose
STH	Somatotropes Hormon
Sy.	Syndrom
SZ	Stillzeit
Szinti	Szintigrafie
TAK	Thyreoglobulin-Antikörper
TRAK	TSH-Rezeptor-Antikörper
TSH	Thyroidea-stimulierendes Hormon
UAW	unerwünschte Arzneimittelwirkungen
UW	unerwünschte Wirkungen
V. a.	Verdacht auf
VAS	Visuelle Analogskala
W	Woche/Wochen
Wdh.	Wiederholung
Wi	Wirkung
Wm	Wirkmechanismus
WW	Wechselwirkungen
Z. n.	Zustand nach
ZNS	Zentralnervensystem

12.2 Index

Numerics

25-OH-Vitamin-D-Spiegel
- Rheumatoide Arthritis 45

A

Abatacept 51, 161
Abciximab 173
Abhebetest 31
Aceclofenac 151
Acemetacin 152
Acesal (Acetylsalicylsäure) 149
Acetylsalicylsäure 149, 154, 173, 174
Acrodermatitis chronica atrophicans 84
Adalat (Nifedipin) 170
Adalimumab 52, 161
Adcirca Tadalafil 171
Adenuric (Febuxostat) 166
Advel (Ketoprofen) 150
Aggrastat (Tirofiban) 175
Aggrenox (ASS + Dipyridamol) 174
Agopton (Lansoprazol) 167
Agranulozytose 49
AIDS 165
Akroosteolyse 73
Aktren (Ibuprofen) 150
Akutes Koronarsyndrom 173, 174, 175
Alendronsäure 146
Aleve (Naproxen) 151
Algorithmus, RA 42
Alkaptonurie 137
Allopurinol 166
Almasilat 168
Al-Mg-Silicat 169
Al-Na-Carbonat-Dihydroxid 169
Alopezie 24
Al-oxid 169
Alprostadil 175
Alrheumun (Ketoprofen) 150
Ambrisentan 171
Amyloidose 63
ANA 38
- Dermatomyositis 109
- granulozytenspezif. Felty-Syndrom 59
- Mixed connective tissue disease (MCTD) 115
- Progressive systemische Sklerodermie (PSS) 104
- Systemischer Lupus erythematodes (SLE) 94
Anakinra 52, 161
Analgesie 149, 150, 151, 152, 153, 154, 155
Analgetika-Kombinationen 154
Analgin Akut (Ibuprofen) 150
Anämie, hämolytische 164
ANCA
- assoziierte Vaskulitiden 126
- Felty-Syndrom 59
Ancid (Hydrotalcit) 169
Anco (Ibuprofen) 150
Andersson-Läsion 66
Angiitis, kutane leukozytoklastische 117
Angina pectoris 173, 174, 175
Ankylose 66
Ankylosierende Spondylitis 61
Anti nRNP 39
Anti PmScl 39
Anti Sm 38
Anti SRP 39
Anti-CCP 39
- Rheumatoide Arthritis 45
Anti-ds-DNA 38
Anti-Fibrillarin (U3 snRNP)
- Progressive systemische Sklerodermie (PSS) 104
Antihiston 38

Anti-Jo 1 38
Anti-Jo-1 u.a. Anti synthetase-AK (PI-7, PI-12, OJ, EJ) 109
Anti-Jo-1-Syndrom (Antisynthetase-Syndrom) 109
Antikoagulation 172
Anti-Ku 38, 110
- Progressive systemische Sklerodermie (PSS) 104
Anti-La 38, 112
Anti-Mi 39
Anti-Mi-2 110
Anti-nukleoläre AK 39
Anti-Nukleosom 39
Anti-phospholipid 38
Anti-PM-Scl 39, 104, 110
Antirheumatika, non-steroidale 149
Anti-RNP-Titer
- Mixed connective tissue disease (MCTD) 115
Anti-RNS-Polymerase
- Progressive systemische Sklerodermie (PSS) 104
Anti-Ro/SS-A 38
- Sjögren-Syndrom 112
Anti-Scl-70 (Anti-DNS-Topoisomerase I)
- Progressive systemische Sklerodermie (PSS) 104
Anti-SRP 39, 110
Anti-ss-DNA 38
Anti-Th (To)
- Progressive systemische Sklerodermie (PSS) 104
Anti-U1-nRNP
- Progressive systemische Sklerodermie (PSS) 104
Anti-U1-RNP 38, 109
- AK 115
Anti-Zentromer 38
- Progressive systemische Sklerodermie (PSS) 104

Antra (Omeprazol) 168
Aortitis 63
Aphthen 24
– orale 127
Apley-Grinding-Test 34
Arava (Leflunomid) 156
Arcoxia (Etoricoxib) 154
Arteriitis
– cranialis 123
– Takayasu- 116
– temporalis 123
Arthritiden
– bakterielle 81
– chronisch-entzündliche Darmerkrankungen 75
– enteropathische 60, 61, 75
– reaktive 60, 77
– virusbedingte 85
– weitere enteropathische 76
Arthritis 150, 151, 152, 153, 154, 156, 157, 158, 161, 162, 164
– Borrelien 83
– Bypass- 76
– Dermatitis-Syndrom 82
– juvenile 158, 161, 162
– Lyme 10
– parainfektiöse 85
– Poststreptokokk 80
– psoriatica 60, 70
– reaktive 61
– Rheumatoide 40, 61
– urica 133
Arthropathie
– Agammaglobulinämie 140
– Akromegalie 138
– Allergien 140
– Amyloidose 137
– diabetische 137
– endokrinologische Erkrankungen 138
– Hämochromatose- 136
– Hämophilie 139
– Hydroxylapatit- 136

– Hyperparathyreoidismus (HPT) 138
– Hyperthyreose 138
– Hypogammaglobulinämie 140
– Hypoparathyreoidismus 138
– Hypothyreose 138
– Jaccoud- 16, 89
– metabolische 133
– neuropathische 140
– Oxalose- 137
– paraneoplastische 139
– Sichelzellanämie 139
– Thalassämie 139
Arthrose 151, 152, 153, 154, 158
– Bouchard- 13, 15
– Heberden- 13, 15
– Rhiz 13
Aspirin (Acetylsalicylsäure) 149, 173
ASS-ratioph. (Acetylsalicylsäure) 149, 173
Atembreite 36
Atlantookzipitale Subluxation 41
Auranofin 156
Aurothiomalat (Gold parenteral) 50
Autoimmune hämolytische Anämie 164
Autoimmunhepatitis 164
Autoimmunpankreatitis 113
AVK 173, 174, 175
Axanum (Acetylsalicylsäure + Esomeprazol) 173
Azathioprin 164
– Progressive systemische Sklerodermie (PSS) 106
– Systemischer Lupus erythematodes (SLE) 96
Azeat (Acemetacin) 152
Azulfidine RA (Sulfasalazin) 157

Azur compositum (Paracetamol + Coffein + Codein) 155

B

Balanitis 24
– circinata 78
Bambusstab-WS 66
BASDAI (Bath Ankylosing Spondylitis Disease Activity Index) 37, 69
BASFI (Bath Ankylosing Spondylitis Functional Index) 37, 69
BAS-G (Bath Ankylosing Spondylitis Patient Global Score) 69
BASMI (Bath Ankylosing Spondylitis Disease Metrology Index) 37, 69
BASRI (Bath Ankylosing Spondylitis Radiology Index) 66
Belimumab 162
Benlysta (Belimumab) 162
Benzbromaron 126, 166
Beofenac (Aceclofenac) 151
Betamethason 158
Bewegungsapparat 28
BILAG 37
Bindegewebserkrankung 158
Bisphosphonate 146
Blutdruckanstieg 50
Böhler-Zeichen 34
Borrelia burgdorferi 83
Borrelien-Lymphozytom 84
Bosentan 171
Bouchard-Arthrose 13, 15
Boxonal (ASS + Paracetamol + Coffein) 154
Brilique (Ticagrelor) 175
Brucellen 82
Brucellus abortus 77
Brunner, Muskelkraft 22
BSG 45
– Systemischer Lupus ery-

Index

thematodes (SLE) 94
Bulge-Zeichen 33
Buscopan plus (Paracetamol + N-Butylscopolamin) 155
Bypass-Arthritis 76

C

Calcinosis cutis 102
Calcort (Deflazacort) 158
Campylobacter jejuni 77, 79
Canakinumab 162
c-ANCA 120
 – Vaskulitiden 120
CAPS 162
Carder (Clopidogrel) 174
CASPAR, Diagnosekriterien 72
Ceftriaxon 82
Celebrex (Celecoxib) 154
Celecoxib 56, 154
Celestamine N (Betamethason) 158
Celestone (Betamethason) 158
CellCept (Mycophenolatmofetil) 164
Cellidrin (Allopurinol) 166
Certolizumab Pegol 52, 162
Charcot-Fuß 137
Chlamydia
 – pneumoniae 77, 79
 – trachomatis 77, 79
Chloroquin 96, 156
 – Rheumatoide Arthritis 49
Chondrokalzinose 136
Chorea minor 80
Churg-Strauss-Syndrom 117
Cicloral (Ciclosporin) 164
Ciclosporin 164
 – Rheumatoide Arthritis 50
 – Systemischer Lupus erythematodes (SLE) 96
Cilostazol 174
Cimzia (Certolizumab Pegol) 52, 162

Cisday (Nifedipin) 170
Clopidogrel 174
Cloprednol 158
Clostridium difficile 77
Codein 154, 155
Coffein 154, 155
Cogan-Syndrom 117
Colchicin 135, 166
Colchysat (Colchicin) 166
Colitis ulcerosa 75, 161, 163, 164
Corinfar (Nifedipin) 170
Coumadin (Warfarin) 172
Coxibe 153
CREST-Syndrom 100, 102
 – Sonderform 102
CRP
 – Rheumatoide Arthritis 45
 – Systemischer Lupus erythematodes (SLE) 94
Cryopyrin-assoziierte periodische Syndrome 162
Cumarinderivate 172
Cutason (Prednison) 159
Cyclophosphamid 156
 – Progressive systemische Sklerodermie 106
 – Systemischer Lupus erythematodes 97

D

Daktylitis 72
DAS 37, 58
 – Berechnung 44
 – Beurteilung 44
 – Verlauf 44
Decortin (Prednison) 159
Deflazacort 158
Delgesic (Acetylsalicylsäure) 149
Delphicort (Triamcinolon) 159
Deltaran (Dexibuprofen) 150
Denosumab 117
Derbolowski-Test 36
Dermatomyositis 107, 158, 164

 – Amyopathische 108
 – Paraneoplastische 108
Dexamethason 158
Dexibuprofen 150
Deximune (Ciclosporin) 164
Dexketoprofen 150
Diarrhö 49, 50
Diclac (Diclofenac) 152
Diclofenac 56, 95, 152, 155
Dihydropyridine 169
Dipyridamol 174
Disease modifying antirheumatic drugs 48, 155
DMARD (disease modifying antirheumatic drugs) 48, 155
Docpelin (Ibuprofen) 150
Dolgit (Ibuprofen) 150
Dolomagon (Dexibuprofen) 150
Dolomo TN (ASS + Paracetamol + Codein/Coffein) 154
Dolopyrin Al (ASS + Paracetamol + Coffein) 154
Dolormin (Ibuprofen) 150
Dolviran N (ASS + Codein) 154
Dreiphasentest 36
Drop arm sign 32
DuoPlavin (Clopidogrel + Acetylsalicylsäure) 174
Duranifin (Nifedipin) 170
Dynastat (Parecoxib) 154
Dysfunktion, erektile 172
Dysmenalgit (Naproxen) 151
Dysmenorrhoe 150
Dyspepsie 56

E

ECLAM (European Consensus Lupus Activity Measurement) 98
Effekton (Diclofenac) 152
Efient (Prasugrel) 174
EGPA 117
Einschlusskörpermyositis 108
ENA 94

Enbrel (Etanercept) 162
Endokarditis Libman-Sacks 89
Endothelinrezeptorblocker 170
Endoxan (Cyclophosphamid) 156
Enthesiopathie 60, 69, 72
Eosinophile Granulomatose mit Polyangiitis 24, 117
Episkleritis 26
Eptifibatid 174
Erbrechen 49, 50, 158
Erektile Dysfunktion 172
Ergotherapie 47
Erkrankungen, degenerativ-rheumatisch 129
Erythem 24
Erythema
 – anulare 80
 – chronicum migrans 24
 – migrans 83
 – nodosum 24, 75, 128
Esomep (Esomeprazol) 167
Esomeprazol 167, 173
Essigsäurederivate 151
Etanercept 52, 162
Etoricoxib 56, 154
Exanthem 24, 49, 86
 – heliotropes 108

F

Falithrom (Phenprocoumon) 172
Fasturtec (Rasburicase) 167
Fatigue 69
Faustgriff 30
Faustschluss 30
Febuxostat 166
Felty-Syndrom 41, 59
FFbH (Funktionsfragebogen Hannover) 37
Fibromyalgiesyndrom 22
Fieber 149, 150, 151
 – rheumatisches 80, 158
Finger-Boden-Abstand (FBA) 36

Fingerendgelenke, schmerzhafte Gelenkschwellung 7
Fingerkuppennekrosen 25
Flebogamma 5% (Immunglobuline) 165
Foligan (Allopurinol) 166
Fortecortin (Dexamethason) 158

G

Gabrilen (Ketoprofen) 150
Gaenslen-Zeichen 14, 30, 32, 40
Gammagard S/D (Immunglobuline) 165
Gamunex 10% (Immunglobuline) 165
Gangbild 28
Gardnerella vaginalis 77
Gastripan (Magaldrat) 169
Gastroduodenale Ulzera 167, 168
 – prophylaxe 167, 168, 173
Gastrozol (Pantoprazol) 168
Gehzeit 28
Gelenkhöhle 7
Gelenkschwellung, schmerzhafte 7
Gelonida Schmerztbl. (Paracetamol + Codein) 155
Gelusil Lac (Al-Mg-Silicat) 169
Genitalulzera 127
Gerinnungsmittel 172
Gicht 133, 154, 166
 – primäre 133
 – sekundäre 133
Gichtmittel 165
Gingivahyperplasie 50
GIT-Blutungen 56
Glukokortikoide 157
 – Potenz 158
Glukokortikosteroide 54
Glysan (Magaldrat) 169
Godamed (Acetylsalicylsäure) 149, 173

Golimumab 52, 162
Gonokokken 82
Gottron-Papeln 108
GPA 117, 124
Granulomatose mit Polyangiitis 117, 124
Granulome 24
Griffstärke 30

H

Hakengriff 30
Hämochromatose-Arthropathie 136
Hämolyse 164
Hämolytische Anämie 164
HAQ (Health Assessment Questionnaire) 37
Hashimoto-Thyreoiditis 94
Heberden-Arthrose 13, 15
Hepatitis
 – B 86
 – C 86
Hepatopathie 49
Herz
 – Infarkt 174, 175
 – Transplantation 164
Herz ASS-ratioph. (Acetylsalicylsäure) 173
Herzinfarkt 173
HIV 86, 165
HLA-B27
 – Psoriasisarthritis 73
 – Reiter-Syndrom 78
 – Spondyloarthritiden 61
 – Spondylitis ankylosans 66
HLA-DR4
 – Felty-Syndrom 59
 – Psoriasisarthritis 73
Humira (Adalimumab) 161
Husten 49
Hydrotalcit 169
Hydroxychloroquin 76, 96
 – Rheumatoide Arthritis 50

– sulfat 156
Hydroxylapatit-Arthropathie 136
Hyperlipoproteinämie, Gelenksymptome 137
Hypertensive Krise 170
Hypertonie 49, 56, 170
– pulmonale 171
Hypertrichose 50
Hyperurikämie 133, 165, 166, 167
Hypopyoniritis 127

I

Ibandronsäure 146
Ibuprofen 56, 95, 150
Idiopathische thrombozytopenische Purpura 164, 165
IgG4-assoziierte Erkrankung 113
IgG4-assoziierte sklerosierende Cholangitis 113
IgG-Wärmeantikörper 164
Ilaris (Canakinumab) 162
Ilomedin (Iloprost) 171, 175
Iloprost 171, 175
Imbun (Ibuprofen) 150
Immunglobuline 165
Immunmangelsyndrome 165
Immunosporin (Ciclosporin) 164
Immunsuppressiva 164
– selektive 160
Impingementtest
– Hawkins 32
– Neer 32
Imurek (Azathioprin) 164
Imurel (Azathioprin) 164
Indometacin 152
Infectocortikrupp (Prednisolon) 159
Inflam (Indometacin) 152
Infliximab 53, 163
Integrilin (Eptifibatid) 174

Iridozyklitis 26
Iritis 78
Ischämie, zerebrale 173, 174
Iscover (Clopidogrel) 174

J

Jaccoud-Arthropathie 16, 89
Jenapirox (Piroxicam) 153
Jenapurinol (Allopurinol) 166
Jones-Kriterien 80
Juvenile Arthritis 161

K

Kalziumantagonisten 169
Kapillaroskopie 104
– Dermatomyositis 110
Kapillitium 101
Karditis 80, 158
Karpaltunnelsyndrom 41
Kauertest 28
Kawasaki-Syndrom 116, 165
Keilosteotomie 68
Keinig-Zeichen 108
Keratitis 26
Keratoconjunctivitis sicca 26
Ketoprofen 150
Kineret (Anakinra) 161
Kiovig (Immunglobuline) 165
Klassifikation, Larsen 46
Klismacort (Prednisolon) 159
Knochenmarksdepression 49
Knopflochdeformität 14, 41
Knoten 24
Kollagenose 11, 87
Kompensan (Al-Na-Carbonat-dihydroxid) 169
Konjunktivitis 26, 78
Konsistenz, teigige 7
Koronare Herzkrankung 170, 173, 174
Koronarintervention 173
Koronarsyndrom, akutes 173, 174, 175
Krankheitsverlauf, RA 57
Krise, hypertensive 170
Kristallarthropathie 133
Kryoglobulin-Nachweis 120
kutane leukozytoklastische Angiitis 117

L

Lachman-Test 33
Lansogamma (Lansoprazol) 167
Lansoprazol 167
Lantarel (Methotrexat) 157
Läsion
– Andersson 66
– Romanus 66
Lateralgriff 30
Lebertransplantation 164
Leflunomid 49, 156
Lesch-Nyhan-Syndrom 166
Levitra (Vardenafil) 172
Libman-Sacks-Endokarditis 89
Lipotalon (Dexamethason) 158
Livedo 24
Lochfraß 72
Lodotra 159
Löfgren-Syndrom 24
LORA (late onset RA, Alters-RA) 22, 59
Lungenfibrose 49, 63, 102
Lupus erythematodes 156, 158, 162, 164
– chronicus discoides (CDLE) 88
– chronicus disseminatus 88
– disseminatus 88
Lyme-Arthritis 10, 83
– schmerzhafte Gelenkschwellung 7

M

Maalox (Mg-hydroxid + Al-oxid) 169
Maaloxan (Mg-hydroxid + Al-oxid) 169
MabThera (Rituximab) 163
Madonnenfinger 101
Magaldrat 169
Magastron (Magaldrat) 169
Magenbeschwerden, säurebedingte 168, 169
Magen-Darm
– krampfartige Schmerzen 155
– Ulzera 49
Malignome, hämatologische 167
Marax (Magaldrat) 169
Marcumar (Phenprocoumon) 172
MASES (Maastricht Ankylosing Spondylitis Enthesitis Score) 69
McMurray-Zeichen 34
MCTD 114
Megalac Almasilat (Almasilat) 168
Meloxicam 153
Mennell-Test 35, 36
Metex (Methotrexat) 157
Methotrexat (MTX) 157
– Progressive systemische Sklerodermie (PSS) 106
– Rheumatoide Arthritis 49
– Systemischer Lupus erythematodes (SLE) 96
Methylprednisolon 159
Metypred (Methylprednisolon) 159
Mg-hydroxid 169
Mikrohämaturie 90
Mikroskopische Polyangiitis 116
Mikrostomie 101

Mikulicz-Syndrom 113
Mineralokortikoide Potenz 158
Miniasal (Acetylsalicylsäure) 173
Mischkollagenosen (Overlap-Syndrom) 87
Mixed connective tissue disease (MCTD) 114
Mobec (Meloxicam) 153
Monoartikulär 7
Mononeuritis multiplex 41
Morbus
– Bechterew 61, 151, 152, 153, 154, 161, 162, 163
– Behçet 117, 127, 164
– Crohn 75, 161, 163, 164
– Ormond 114
– Reiter 78
– Wegener 124
– Werlhof 164
– Whipple (Lipodystrophia intestinalis) 76
Morgensteifigkeit 8, 40, 69
MPO-ANCA 126
mRSS (Modified Rodnan Skin Score) 37, 101
mSASSS 37
MTX (Methotrexat) 157
Muskelkraft, Brunner 22
Muskelschwäche 21
Myalgie 21
Mycobacterium tuberculosis 77, 82
Mycofenolat mofetil 97
Mycophenolatmofetil 164
Mycoplasma hominis 77
Myeloperoxidase (MPO-ANCA) 120
Myoglobinämie 108
Myopathie 21
– endokrin bedingte 23
– medikamentös bedingte 23
– paraneoplastisch bedingte 23

Myositis 21
– Einschlusskörperchen 23
– parainfektiös bedingte 23

N

Nachweis, Kryoglobulin 120
Nackengriff 31
Nagelpsoriasis 15
Naproxen 151
Natriumaurothiomalat 157
N-Butylscopolamin 155
Neisseria gonorrhoea 77
Nephritis 63
Nephrotisches Syndrom 164
– SLE 90
Neuralgin (ASS + Paracetamol + Coffein) 154
Neuranidal N (ASS + Paracetamol + Coffein) 154
Neutral-Null-Methode 28
New-York-Kriterien, modifizierte 64
Nexium (Esomeprazol) 167
Nicht steroidale Antirheumatika (NSAR) 55
Nieren
– steine 166
– transplantation 164
Nifedipin 170
Nifical (Nifedipin) 170
NSAR 149
NSAR, Cyclooxygenase (COX)-2-selektiv 56

O

Ochronose 26, 137
Octagam (Immunglobuline) 165
Ödem 8
Ölfleck 15, 71
Oligoartikulär 7
Oligospermie 49
Ome Tad (Omeprazol) 168

Index

Omedoc (Omeprazol) 168
Omep (Omeprazol) 168
Omeprazol 168
Onacholyse 15
Onsenal (Celecoxib) 154
Opernglashand 71
Orencia (Abatacept) 161
Organtransplantation 164
Ösophagitis 102
Ösophagusmotilitätsstörung 115
Osteoarthropathie, hypertrophische 139
Osteoporose 141
 – glukokortikoidinduzierte 147
 – postmenopausale 141
 – primäre 141
 – prophylaxe 54
 – sekundäre 141
 – senile 141
Ott-Maß 36, 62
Oxalose-Arthropathie 137
Oxicame 152

P

Painful arc 32
Panarteriitis nodosa 116, 158, 164
p-ANCA 120
 – Vaskulitiden 120
Pankreatitis 49
Pantoprazol 168
Pantorc (Pantoprazol) 168
Pantozol (Pantoprazol) 168
Panzytopenie 49, 50
Paracetamol 154, 155
Paracetamol comp Stada (Paracetamol + Codein) 155
Parathyroidhormon 146
Parecoxib 154
Pariet (Rabeprazol) 168
Parvovirus B19 86

PASI 71
Pathergie-Test 127
Payr-Zeichen 35
Pencil-in-Cup-Phänomen 73
Periarthritis calcarea generalisata 136
Perikarditis 41
Perlschnurbild 66
Petechien 25
Phenpro Abz (Phenprocoumon) 172
Phenprocoumon 172
Phenprogamma (Phenprocoumon) 172
Phosphodiesterase-5-Inhibitor 170
Pinzettengriff 30
Pirocutan (Piroxicam) 153
Piroxicam 153
Plaquenil (Hydroxychloroquinsulfat) 156
Plavix (Clopidogrel) 174
Pleon RA (Sulfasalazin) 157
Pletal (Cilostazol) 174
PMR 121
Pneumonitis 49
Podagra 16
Polyarthritis 80, 154, 164
 – chronische 40
 – migratorische 80
 – mutilierende 71
Polyartikulär 7
Polymyalgia rheumatica 22, 121
Polymyositis 107
 – idiopathische 108
Polytope Erytheme 89
Prasugrel 174
PredniHEXAL (Prednisolon) 159
Prednisolon 54, 159
Prednisolut (Prednisolon) 159
Prednison 159
Pridax (Alprostadil) 175
Probenecid 165

Progastrit (Mg-hydroxid + Al-oxid) 169
Prognose, RA 58
Propionsäurederivate 149
Prostaglandinsynthesehemmer 149, 151, 152, 153
Prostatitis 63
Prostavasin (Alprostadil) 175
Proteinurie 90
Protonenpumpeninhibitoren (PPI) 56
Protuberanzen 73
Provokationstest
 – bei Epikondylitis radialis 31
 – bei Epikondylitis ulnaris 31
Proxen S (Naproxen) 151
Pseudoerweiterung 66
Pseudogicht 136
Pseudo-Podagra 137
Psoriasis 161, 162, 163, 164
 – Herde 71
 – inversa 71
 – palmoplantaris 71
 – pustulosa 71
 – vulgaris 71
Psoriasisarthritis 156, 157, 161, 162, 70
Pulmonale Hypertonie 171
Purpura 25
 – idiopathische thrombozytopenische 165
 – Schönlein-Henoch 117
Pustulosis 25

Q

Quensyl (Hydroxychloroquinsulfat) 156
Querrillen 71

R

Rabeprazol 168
Raloxifen 147

Rantudil (Acemetacin) 152
Rasburicase 167
Rattenbissnekrosen 25, 101
Rayaud
– Phänomen 89, 94
– Syndrom 25, 101, 102, 114, 170
Rectodelt (Prednison) 159
Reflux ösophagitis 167, 168
Reiter
– Syndrom 78
– Trias 78
– Zellen 78
Reithosenanästhesie 19
Remicade (Infliximab) 163
ReoPro (Abciximab) 173
Resochin (Chloroquin) 156
Retinopathie 26, 49, 50
Retroperitoneale Fibrose 126
Revatio (Sildenafil) 171
Rewodina (Diclofenac) 152
Rhabdomyolyse 108
Rheuma-Basistherapeutika 155
Rheumafaktor 38, 45
Rheumaknoten 14, 25, 41
Rheumatische Erkrankungen 150, 151, 152, 153, 154, 156, 157, 158, 161, 162, 163
Rheumatisches Fieber 80, 158
Rheumatoide Arthritis 40, 61
Rhizarthrose 13, 15
Ridaura (Auranofin) 156
Riedel-Struma 114
Riesenzellarteriitis 116
Rifun (Pantoprazol) 168
Riopan (Magaldrat) 169
Risedronsäure 146
Rituximab 53, 163
RoActemra (Tocilizumab) 54, 163
Romanus-Läsion 66
RS3PE-Syndrom (remitting seronegative symmetric synovitis with pitting edema) 59
Rubella 86
Rückenschmerz 19

S

Sakroiliitis 75
– Arthritis psoriatica 61
– bakterielle 82
Salazopyrine RA (Sulfasalazin) 157
Salicylsäurederivate 149
Salizylate 149
Salmonellen 77, 79
Sandimmun (Ciclosporin) 164
Sandoglobulin M (Immunglobuline) 165
SAPHO-Syndrom 25, 60
Sarkoidose (Löfgren-Sy.) 11
Saxon-Test 113
Schirmer-Test 93, 113
Schlüsselgriff 30
Schmerz 149, 150, 151, 152, 153, 154, 155
Schmerzcharakter 21
Schmetterlingserythem 25, 89
Schober-Maß 36, 62
Schublade
– hintere 34
– vordere 33
Schürzengriff 31
Schwanenhalsdeformität 14, 41
Schwellung 150, 151, 152, 153
Schwindel 49
Scl 70 39
Scores 37
Sehnen(scheiden)entzündung 153
Selektive Immunsuppressiva 160
SF-36 37
Shigella 79
Shigella flexneri 77
Sicca-Symptomatik 107
Sicca-Syndrom 41, 115

Sildenafil 171
Simagel (Almasilat) 168
Simagel (Magaldrat) 169
Simponi (Golimumab) 52, 162
Sjögren-Syndrom 87, 111
– primäres 111
– sekundäres 111
Skleren, braune 26
Skleritis 26
Sklerodaktylie 102
sklerosierende Sialadenitis 113
SLAM (Systemic Lupus Activity Measure) 37, 98
SLE 162
SLEDAI (Systemic Lupus Erythematosus Disease Activity Index) 37, 98
SLICC-Score (Systemic Lupus International Lupus Collaborating Clinic = ACR-Schädigungsindex) 37, 98
Sneddon-Syndrom 24
Solu-Decortin H (Prednisolon) 159
Sonderformen, RA 59
SpA, Diagnostik-Algorithmus 65
Spitzgriff 30
Spondylarthropathien, seronegative 60
Spondylitis
– ankylosans 60, 61, 61
– ankylosierende 61
– bakterielle 82
Spondyloarthritiden 60
Spondylon (Ketoprofen) 150
SRI 37
Steinmann
– II-Zeichen 34
– I-Zeichen 34
Stelara (Ustekinumab) 163
Still-Syndrom (adulte Form) 59
Stomatitis 49
Strahlbefall 7, 71

Index

Strecktest 28
Streptokokken 77
Strontiumranelat 146
Subkutane Knötchen 80
Subluxation, atlantookzipitale 41
Sulfasalazin 74, 157
– Rheumatoide Arthritis 49
Surgam (Tiaprofensäure) 151
Sympal (Dexketoprofen) 150
Synchondritiden 72
Syndrom
– Arthritis-Dermatitis- 82
– Churg-Strauss- 117
– CREST- 100, 102
– Felty 41, 59
– Fibromyalgie- 22
– Karpaltunnel- 41
– Kawasaki- 116
– Löfgren- 24
– Nephrotisches 90
– Raynaud 101, 102
– Reiter- 78
– RS3PE 59
– SAPHO- 25, 60
– Sicca- 41, 115
– Sjögren- 87, 111
– Sneddon- 24
– Still- 59
– Tarsaltunnel- 41
– Thibièrge-Weissenbach- 102
– Urethro-konjunktivales-synoviales- 78
Synoviaanalyse 82
Synovialitis 7
Synovitis villonodularis 10
Syntestan (Cloprednol) 158
Systemischer Lupus erythematodes 87, 88
– Sonderformen 99

T

Tabaksbeutelmund 101
Tadalafil 171
Takayasu-Arteriitis 116
Talcid (Hydrotalcit) 169
Talidat (Hydrotalcit) 169
Talvosilen (Paracetamol + Codein) 155
Tannenbaum-Phänomen 29
Tanzende Patella 33
Tarsaltunnelsyndrom 41
Tauredon (Natriumaurothiomalat) 157
Teigige Konsistenz 7
Teleangiektasien 25, 102
Teleskopfinger 71
Temagin Pac (ASS + Paracetamol + Coffein) 154
Tender-points 22
Tendomyosen 22
Tenosynoviditen 72
Teriparatid 146, 147
Test
– Abhebe- 31
– Apley-Grinding- 34
– Außenrotatoren- 31
– Derbolowski- 36
– Dreiphasen- 36
– Innenrotatoren- 31
– Jobe- 32
– Kauer- 28
– Lachman- 33
– Lift-off- 31
– Mennell- 35, 36
– Palm-up- 32
– Pathergie- 127
– Phalen- 30
– Provokation 31
– Saxon- 113
– Schirmer- 93, 113
– Streck- 28
– Tinel- 30
– Yergason- 32
Therapieschema, RA 57
Thibièrge-Weissenbach-Syndrom 102
Thomapyrin (ASS + Paracetamol + Coffein) 154
Thomas-Handgriff 35
Thrombangitis obliterans 175
Thromboseprophylaxe 172, 173
Thrombozytenaggregationshemmer 173
Thrombozytopenische Purpura 164
Thyreoiditis
– Hashimoto 94
TIA 173, 174
Tiaprofensäure 151
Ticagrelor 175
Ticlopidin 175
Tirofiban 175
Titralgan (ASS + Paracetamol + Coffein) 154
Titretta (Paracetamol + Codein) 155
TNF-alpha 160
TNF-alpha-Inhibitoren 74
Tocilizumab 54, 163
Tophi 25, 133
– Knochen 134
– Weichteil 134
Tophus-Punktat 135
Tracleer (Bosentan) 171
Tramadol 155
Tremor 50
Trendelenburg-Zeichen 35
Triamcinolon 54, 159
TriamHEXAL (Triamcinolon) 159
Tropheryma Whippelii 76
Tumorlyse 167
Tumornekrosefaktor-Alpha 160
Tüpfelnägel 15

U

Übelkeit 49, 50, 56, 158
Ulcozol (Omeprazol) 168
Ulkus
 – gastroduodenales 168
 – prophylaxe 56, 168, 173
Ulnardeviation 14, 41
Ulnor (Omeprazol) 168
Ulzera 25, 56
Untersuchung
 – Cyriax 31
 – Körperlich 28
Uratkristalle 135
Uratnephrolithiasis 134
Uratnephropathie 134, 166
Urbason (Methylprednisolon) 159
Ureaplasma urealyticum 77
Urem (Ibuprofen) 150
Urethritis 78
Urethro-konjunktivales-synoviales Syndrom 78
Urikostatika 136, 166
Urikosurika 136, 165
Ustekinumab 163
Uveitis 26, 63, 127

V

Valgusstress 33
Vardenafil 172
Varusstress 33
Vaskulitis 11, 116
 – essenzielle kryoglobulinämische 117
 – Leitsymptome 118
 – primäre 116
 – sekundäre 116
Ventavis (Iloprost) 171
Viererzeichen 35
Visuelle Analogskala (VAS) 8
Volibris (Ambrisentan) 171
Volon (Triamcinolon) 159
Voltaren (Diclofenac) 152
Vorlaufphänomen 36

W

Warfarin 172
Wärmeautoantikörper 164
Wegener-Granulomatose 124
Wurstfinger 71, 72
Wurstzehe 71

X

Xanthin-Oxidase-Inhibitoren 166
Xerophthalmie 41
Xerostomie 41
xMyfena (Mycophenolatmofetil) 164

Y

Yersinia enterocolica 77
Yersinien 79

Z

Zaldiar (Paracetamol + Tramadol) 155
Z-Deformität 14
Zeichen
 – Böhler 34
 – Bulge 33
 – Flèche 35
 – Fries 33
 – Gaensler 14, 30, 32, 40
 – Keinig 108
 – McMurray 34
 – Payr 35
 – Steinmann-I 34
 – Steinmann-II 34
 – Trendelenburg 35
 – Vierer 35
 – Zohlen 35
Zoledronsäure 146
Zöliakie (glutensensitive Enteropathie) 76
Zylindergriff 30
Zyloric (Allopurinol) 166
Zytrim (Azathioprin) 164

Arzneimittel pocket 2014

Ein Muss für alle Ärzte, Rettungsdienst- und Krankenpflegekräfte!

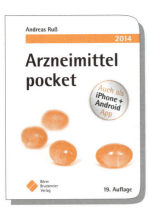

ISBN 978-3-89862-750-4

- **Jetzt mit über 1520 Wirkstoffen und über 3500 Handelsnamen**
- Eigenes Pädiatrie-Kapitel mit in der Pädiatrie zugelassenen Arzneimitteln **plus** BLS/ALS der Kinderreanimation
- Hinweise zur Dosisanpassung bei Leberinsuffizienz **(DALI)** und Niereninsuffizienz **(DANI)**
- Markierung dopingrelevanter Arzneimittel
- **Lexikalischer Index** mit Wirkstoffangaben zu allen Handelsnamen
- Liste der **Neuzulassungen 2012/2013**
- Auch als **iPhone + Android App** erhältlich!
- Kongresskalender, Schulferien

Neuro Imaging pocket

Die Neuroradiologie in einem Bildband!

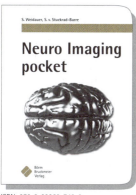

- Über 1000 CT-/MRT-Abbildungen mit genauer Kennzeichnung der wesentlichen Befunde in hervorragender Bildqualität
- 13 Mind maps für den schnellen Überblick der verschiedenen Krankheitsentitäten am Kapitelanfang
- Grundlagenkapitel mit ausführlicher Darstellung und Beschreibung von Normalbefunden anhand verschiedener Bildbeispiele

ISBN: 978-3-89862-749-8

Neurologie pocket

Das Schweizer Messer für die Kitteltasche!

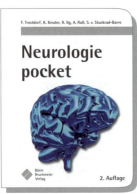

ISBN: 978-3-89862-746-7

- Der Pocket-Guide für jeden neurologisch tätigen Arzt
- Ausführlicher Untersuchungsteil: Alle wichtigen Untersuchungen von Kopf bis Fuß und von EEG bis Myographie
- Klare Gliederung der neurologischen Erkrankungen nach Klinik, Diagnostik und aktueller Therapieempfehlung
- Praktisch: Alle klinisch relevanten Skalen und Scores
- Spezieller Arzneimittelteil mit allen für die Neurologie wichtigen Medikamenten

Programmübersicht

pocketcards

Anamnese & Untersuchung pc	978-3-89862-104-5
Anästhesie pc Set (3)	978-3-89862-080-2
Anästhes. Intensivmed. Erw. Set (2)	978-3-89862-116-8
Antibiotika pc Set (2) 2013	978-3-89862-160-1
Bipolare Störungen pc Set (2)	978-3-89862-086-4
Chronische Niereninsuffizienz pc (3)	978-3-89862-097-0
Demenz pc Set (3)	978-3-89862-065-9
Depressionen pc Set (2)	978-3-89862-149-6
Diabetes mellitus pc Set (3)	978-3-89862-137-3
Echokardiographie pc Set (2)	978-3-89862-127-4
EKG pocketcard	978-3-929785-72-2
EKG Lineal pc	978-3-89862-011-6
EKG pc Set (3)	978-3-89862-152-6
Elektrol./Säure-Basen pc Set (3)	978-3-89862-069-7
Geburt- u. Wochenbett pc Set (5)	978-3-89862-154-0
Geriatrie pc Set (3)	978-3-89862-055-0
Gestationsdiabetes pc Set (3)	978-3-89862-157-1
Gicht pc Set (2)	978-3-89862-156-4
Gravidarium pocketwheel (2)	978-3-89862-136-6
Herzinsuffizienz pc Set (2)	978-3-89862-078-9
Lungenfunktion pc Set (3)	978-3-89862-079-6
Husten pc Set (2)	978-3-89862-147-2
Intensivbeatmung pc Set (4)	978-3-89862-144-1
Kinderanästhesie pc Set (3)	978-3-89862-120-5
Lungenfunktion pc Set (3)	978-3-89862-139-7
Malignes Melanom pc Set (4)	978-3-89862-159-5
Med. Englisch pc Set (2)	978-3-89862-142-7
Med. Sprachtafeln pc Set (2)	978-3-89862-095-6
Neonatologie pc Set	978-3-89862-053-6
Neurologie pc Set (3)	978-3-89862-070-3
Normalwerte pc	978-3-89862-114-4
Notarzt pc Set (3)	978-3-89862-129-8
Ophthalmologie pc Set (4)	978-3-89862-117-5
Pädiatrie pc Set (4)	978-3-89862-166-3
Palliativmedizin pc Set (4)	978-3-89862-119-9
Periodensystem pc	978-3-89862-153-3
Psoriasis pc Set (3)	978-3-89862-161-8
Reanimation pc	978-3-89862-143-4
Reflexzonen pc	978-3-89862-000-0
Schizophrenie pc Set (2)	978-3-89862-085-7
Schwangerschaft pc Set (4er)	978-3-89862-155-7
Sehproben pc	978-3-89862-110-6
Sono Abdomen pc Set (3)	978-3-89862-063-5

pocket-Leitlinien DDG

Type-1-Diabetes	978-3-89862-935-5
Diabetes mellitus bei Frauen	978-3-89862-937-9
Diabetes mellitus im Alter	978-3-89862-920-1
Diab. mell. Kinder- u. Jungendalter	978-3-89862-938-6
Folgeerkrankungen b. Diab. mell.	978-3-89862-936-2

pocket-Leitlinien DGK

Diagnostik u. Therapie v. Dyslipid.	978-3-89862-909-6
Fahreign. b. kardiovask. Erkrank.	978-3-89862-913-3
Herzinsuffizienz	978-3-89862-939-3
Herzschrittmachertherapie	978-3-89862-914-0
Akutes Koronarsyndrom	978-3-89862-910-2
Leitlinien f. d. Mngmt. v. Vorhoffli.	978-3-89862-942-3

VersorgungsLeitlinien ÄZQ

Chronische Herzinsuffizienz	978-3-89862-927-0
Unipolare Depression	978-3-89862-928-7
Kreuzschmerz	978-3-89862-929-4
Nierenerkrankung bei Diabetes	978-3-89862-930-0

PatientenLeitlinien ÄZQ

Leben mit Herzschwäche	978-3-89862-931-7
Leben mit Depression	978-3-89862-932-4
Leben mit Kreuzschmerz	978-3-89862-933-1
Leben m. diabet. Nierenerkrankung	978-3-89862-934-8

pocketcards ÄZQ

Chronische Herzinsuffizienz	978-3-89862-164-9
Kreuzschmerz	978-3-89862-163-2
Nierenerkrankung bei Diabetes	978-3-89862-165-6

Stand: August 2013

Programmübersicht

pockets

Akupunktur pocket	978-3-89862-291-2
Anamnese & Untersuchung pocket	978-3-89862-289-9
Anatomie fast	978-3-89862-276-9
Arzneimittel pocket 2014	978-3-89862-750-4
Arzneimittel pocket plus 2014	978-3-89862-752-8
Arzneimittel Infektionen pocket	978-3-89862-735-1
Arzneimittel Pädiatrie pocket	978-3-89862-755-9
Arzneimittel Rettungsdienst	978-3-89862-292-9
Arzneimittel Therapie 2013–2014	978-3-89862-744-3
Arzn.m.dosier. b. Niereninsuffizienz	978-3-89862-739-9
Austria Arzneimittel Pocket	978-3-89862-276-4
Berg- und Expeditionsmedizin p.	978-3-89862-743-6
Chirurgie fast	978-3-89862-748-1
Dermatologie pocket	978-3-89862-214-1
Differenzialdiagnose pocket	978-3-89862-754-2
Dolmetscher pocket	978-3-89862-737-5
EKG pocket	978-3-89862-732-0
Heilpraktiker Kompaktwissen	978-3-89862-734-4
HNO pocket	978-3-89862-745-0
Homöopathie pocket	978-3-89862-747-4
Homöopathie für Kinder pocket	978-3-89862-727-6
Labormedizin pocket	978-3-89862-755-9
Medizinisches Englisch pocket	978-3-89862-239-4
Medizinisches Französisch pocket	978-3-89862-264-6
Medizinisches Italienisch pocket	979-3-89862-265-3
Medizinisches Spanisch pocket	978-3-89862-240-0
Mensch Körper pocket	978-3-89862-712-2
Mensch Körper pocket XXL Band 1	978-3-89862-721-4
Mensch Körper pocket XXL Band 2	978-3-89862-722-1
Mensch Körper pocket XXL Band 3	978-3-89862-723-8
Mensch Körper XXL Band 1–3 Set	978-3-89862-724-5
Neurologie pocket	978-3-89862-746-7
Notaufnahme Innere Medizin	978-3-89862-548-7
Notfallmedikamente pocket	978-3-89862-755-7
Physiotherapie pocket	978-3-89862-714-6
Pneumologie pocket	978-3-89862-279-0
Psychiatrie fast	978-3-89862-243-1
Wörterbuch Medizin pocket	978-3-89862-738-2
Wörterbuch Pflege pocket	978-3-89862-753-5

XXS pockets

Affektive Störungen XXS pocket	978-3-89862-545-6
Anästhesie XXS pocket	978-3-89862-519-7
Antibiotika XXS pocket	978-3-89862-552-4
Antiinfektiva XXS pocket	978-3-89862-534-0
Asthma XXS pocket	978-3-89862-517-3
COPD XXS pocket	978-3-89862-524-1
Diabetes mellitus XXS pocket	978-3-89862-550-0
EEG XXS pocket	978-3-89862-543-2
Epilepsie XXS pocket	978-3-89862-541-8
Gastroenterologie XXS pocket	978-3-89862-508-1
Hämatologie XXS pocket	978-3-89862-510-4
Hypertonie XXS pocket	978-3-89862-528-9
Impfungen XXS pocket	978-3-89862-547-0
Kardiologie XXS pocket	978-3-89862-509-8
KHK XXS pocket	978-3-89862-522-7
Multiple Sklerose XXS pocket	978-3-89862-546-3
Neurologie XXS pocket	978-3-89862-551-7
Organ. Transpl.medizin XXS pocket	978-3-89862-538-8
Pädiatrie XXS pocket	978-3-89862-537-1
Pneumonie XXS pocket	978-3-89862-532-6
Regionalanästhesie XXS pocket	978-3-89862-520-3
Rheumatologie XXS pocket	978-3-89862-544-9
Stroke XXS pocket	978-3-89862-549-4
Thrombose/Embolie XXS pocket	978-3-89862-553-1
Virologie XXS pocket	978-3-89862-526-5

pockettools und pocketflyer

Asthma/COPD pockettool	978-3-89862-315-5
DANI pockettool	978-3-89862-316-2
EKG pockettool	978-3-89862-314-8
EKG Lineal pockettool	978-3-89862-318-6
Med. Engl. pockettool	978-3-89862-317-9
Arterielle Hypertonie pocketflyer	978-3-89862-661-3
Diabetes pocketflyer	978-3-89862-659-0
EEG pocketflyer	978-3-89862-660-6
EMGNLG pocketflyer	978-3-89862-662-0